# METABOLISMO
# FELICE

Pier Luigi Rossi

# METABOLISMO FELICE

## CON IL METODO MOLECOLARE

recuperare e mantenere
la salute metabolica e il peso forma

DEMETRA

Progetto grafico: Cinzia Chiari
Impaginazione: Laura Casagrande
Redazione: Benedetta Bellisario

Avvertenze
Il contenuto di questo libro ha valore informativo. La scelta e la prescrizione di una terapia come di un piano dietetico spettano al medico curante, che solo può valutare eventuali rischi collaterali (quali intossicazioni, intolleranze e allergie). Notizie, preparazioni, ricette, suggerimenti contenuti in questo volume hanno carattere informativo e non terapeutico. L'Editore declina ogni responsabilità per qualsiasi uso improprio del testo.

www.giunti.it


Via Bolognese 165 - 50139 Firenze - Italia
Piazza Virgilio 4 - 20123 Milano - Italia
Prima edizione: gennaio 2019
Prima ristampa: settembre 2019

FSC
www.fsc.org
MISTO
Carta da fonti gestite in maniera responsabile
FSC® C016466

Stampato presso Lito Terrazzi srl - Stabilimento di Iolo

# Sommario

# Introduzione

Il metabolismo è vita. Ogni reazione biochimica, ormonale, genica nel corpo umano costituisce il metabolismo. Noi siamo ciò che entra dentro di noi ogni giorno. Conoscere e gestire in modo consapevole la nostra alimentazione e la nostra respirazione ci permette di mantenere il corpo in salute. La ricerca scientifica ha dimostrato che la salute e la longevità dipendono per il 50% dal nostro stile di vita: quindi, le nostre scelte incidono in modo molto significativo.

La chiave della salute è la conoscenza del proprio corpo, l'"Io biologico", e del proprio metabolismo, l'"Io metabolico". Con le giuste scelte si può attivare un metabolismo felice per sentirci vitali, pieni di energia fisica e psichica, e di creatività a livello cerebrale. Il cervello, infatti, è l'organo dotato del metabolismo più vitale. È costituito dalle molecole introdotte attraverso l'alimentazione e la respirazione, ed è influenzato dalle stimolazioni sensoriali a cui siamo sottoposti ogni giorno. Avere un cervello attivo ci consente di passare dalla materia di cui siamo composti alla spiritualità che la trascende.

Un metabolismo efficiente non solo ci permette di raggiungere e mantenere un sano peso corporeo, ma è anche un modo per avvicinarci alla felicità. La salute è una consapevole felicità: il piacere di vivere in un corpo vitale e sano, a ogni età. Noi determiniamo con le scelte alimentari e comportamentali il nostro personale metabolismo. Come illustreremo in questo libro, mangiare non può ridursi a un calcolo di calorie giornaliere: mangiare significa nutrire il corpo e la mente, mangiare è pensare… è vivere.

# A ciascuno la sua identità metabolica

Il cibo è uguale per tutti, a livello di composizione chimica. Ciascuno ha invece un suo corpo, unico e diverso dagli altri. Occorre prima conoscere il proprio corpo per poter poi scegliere il miglior cibo che garantisca il benessere psicofisico. Occorre spostare l'attenzione dal cibo al corpo.

## L'Io biologico e l'Io metabolico

Ciascuno ha il proprio "Io metabolico", legato al cibo assunto, alla respirazione, allo stile di vita, alle stimolazioni sensoriali, e anche alla personale composizione corporea, cioè il proprio "Io biologico". L'"Io biologico" è appunto la struttura corporea soggettiva e unica di ciascuno di noi. Riscoprire di avere un corpo, con determinati fabbisogni, e non solo sognare una desiderata immagine corporea significa acquisire un metodo consapevole di alimentazione e una scelta di salute, di medicina preventiva. Il peso corporeo che si legge sulla bilancia è la risultante di massa grassa, massa magra muscolare, acqua corporea (intracellulare ed extracellulare) e massa ossea. Il rapporto tra muscolo e adipe (grasso) è un indicatore di efficienza metabolica e di salute di un organismo.

**La massa magra muscolare, a ogni età e senza distinzione di sesso, deve essere quantitativamente superiore alla massa adiposa.**

In particolare il metabolismo corporeo, cioè la capacità di "bruciare" i nutrienti introdotti con l'alimentazione giornaliera, è direttamente proporzionale alla massa magra muscolare e inversamente proporzionale alla massa adiposa. Con il passare degli anni, la massa muscolare tende a ridursi con un parallelo incremento della massa adiposa: il processo di decadenza fisica, estetica e funzionale di un corpo umano è appunto caratterizzato da una progressiva riduzione della massa magra (sarcopenia) e da un aumento della massa grassa. Una persona può mantenere lo stesso peso corporeo a età diverse, ma il suo organismo con l'avanzare degli anni va incontro a una progressiva perdita di tessuto muscolare, osseo e di acqua, con accumulo di grasso nell'addome e nella parte superiore dell'organismo: quindi si ha una variazione della composizione corporea. Non è importante solo il peso, ma soprattutto conoscere il rapporto tra muscolo e grasso. Come vedremo più avanti, una persona può avere un giusto peso, ma essere metabolicamente obeso e avere le patologie dell'obesità, per eccesso di adipociti ipertrofici (cellule di grasso aumentate di volume), produttori di proteine infiammatorie.

La sarcopenia, unita a un eccessivo introito alimentare giornaliero, genera obesità, che è uno stato infiammatorio cronico responsabile anche di diverse patologie correlate: ipertensione arteriosa, malattie cardio-vascolari, diabete mellito tipo 2, aterosclerosi, elevati livelli di trigliceridi e colesterolo nel sangue, sindrome metabolica. Un eccesso di adipe, localizzato a livello sottocutaneo addominale (circonferenza ombelicale) e all'interno della cavità addominale (grasso viscerale) è un fattore di rischio patologico e degenerativo. Oltre alla quantità di grasso corporeo, è davvero rilevante per la salute la sua topografia, cioè la sua distribuzione corporea. Il grasso addominale (viscerale e sottocutaneo) è il più "pericoloso" per la salute, per l'efficienza metabolica e per la longevità rispetto al grasso sottocutaneo dei fianchi e degli arti inferiori. Il tessuto adiposo bianco addominale, infatti, è capace di secernere proteine infiammatorie (citochine): è a tutti gli effetti un organo endocrino, cioè secerne ormoni responsabili di patologie che interessano l'intero organismo.

**La gestione del peso corporeo e la localizzazione della propria massa adiposa dipendono da scelte personali che hanno una valenza primaria per il benessere psicofisico, e non possono essere considerati solo parametri estetici.**

Dimagrire non vuol dire solo leggere un numero più basso sulla bilancia, ma significa ridurre la massa grassa, senza intaccare la massa magra muscolare e l'acqua corporea, in particolare intracellulare. Preoccuparsi solo del peso non basta più per garantire salute e longevità: occorre conoscere la propria composizione corporea, in particolare il peso e la localizzazione della massa grassa.

## Le calorie non esistono

Ciascuno di noi assume, in un anno, oltre mezza tonnellata di cibo e centinaia di litri di bevande. Il corpo umano è ciò che mangia, dunque la salute, l'efficienza fisica, nonché la linea, risiedono in gran parte nel piatto quotidiano, a ogni età. L'alimentazione condiziona la qualità e la durata dell'esistenza. Molte malattie possono essere prevenute con una sana alimentazione perché la prima e più efficace prevenzione si fa a tavola ogni giorno: siamo soprattutto noi a condizionare la salute e la durata della nostra vita. Quando la mano porta il cibo dal piatto alla bocca non introduce nello stomaco, e poi nell'intestino, calorie, ma molecole nutrienti contenute negli alimenti.

Mangiando alimenti diversi, pur introducendo lo stesso numero di calorie, si hanno differenti effetti metabolici e ormonali. La digestione, l'assorbimento intestinale, il destino metabolico di carboidrati, proteine e lipidi sono nettamente diversi tra loro, oltre che variabili da persona a persona.

Il cibo sulla tavola ha una composizione nutrizionale che è uguale per tutti, ma quando lo introduciamo all'interno dell'organismo, ciascuno ha il suo corpo, il suo intestino e un metabolismo specifico, diverso da quello degli altri. Come illustreremo in dettaglio più avanti, l'organismo umano si modifica con ogni atto alimentare: dopo ogni pasto si ha un profilo metabolico, ormonale, genico diverso rispetto a prima. Questo nuovo profilo genera una nuova omeostasi, il meccanismo biologico con cui il corpo cerca un nuovo equilibrio vitale al modificarsi delle condizioni alimentari e ambientali.

Il calcolo delle calorie giornaliere è un approccio dietetico che non ha fondamento scientifico, e non porta a un risultato effettivo e duraturo. Tutte le etichette dei cibi che riportano in bella evidenza le calorie possono risultare uno strumento efficace per il marketing del prodotto alimentare, ma offrono un'informazione quasi del tutto inutile

### Non si mangiano le calorie

Una porzione di pasta, una porzione di formaggio o di un altro alimento possono contenere lo stesso numero di calorie, ma contengono molecole diverse. Per esempio, la pasta è costituita in prevalenza da carboidrati, mentre il formaggio contiene principalmente proteine e lipidi ma non carboidrati.

per la salute e per un vero recupero del peso forma.

In effetti, che cos'è una caloria? In ambito nutrizionale, è l'unità di misura usata per quantificare l'energia contenuta nei cibi: 1 kcal (chilocaloria) corrisponde scientificamente al calore che serve per portare la temperatura di 1 litro di acqua da 14,5 a 15,5 °C. Le calorie indicano dunque un'energia termica (calore). Ma nel corpo umano non avviene una combustione, provocata dall'unione tra ossigeno e carbonio, che genera energia termica utilizzata per produrre un lavoro meccanico. Il nostro corpo non è una macchina, un "motore a scoppio", una caldaia. Il corpo utilizza solo energia chimica (adenosintrifosfato o ATP) per compiere l'attività metabolica, l'attività cerebrale, per mantenere la contrazione meccanica del battito cardiaco, per muoversi.

**Le diete incentrate sul calcolo delle calorie giornaliere non hanno una base scientifica perché le calorie all'interno del corpo umano non esistono. Le nostre cellule, attraverso il cibo, ricevono al loro interno le molecole di nutrienti per vivere e farci vivere in salute, non ricevono calorie. Nessuna caloria agisce sui nostri geni. Il cibo "parla" con i nostri geni attraverso le molecole contenute negli alimenti.**

Per questo motivo è fondamentale per la salute passare dal modello di dieta ipocalorica e temporanea a un modello di alimentazione consapevole che ci accompagni per tutta la vita. Inoltre, il cibo non può essere ridotto a un introito di calorie, il cibo è anche piacere, tradizione, salute. Bisogna imparare a scegliere il proprio cibo, e a mangiare con un sano piacere alimentare: i nostri cinque sensi (gusto, olfatto, vista, tatto e udito) sono guide naturali nella scelta consapevole degli alimenti giornalieri. Senza il piacere, l'atto del mangiare sarebbe stato una fatica inutile. Il piacere è la ricompensa della scelta alimentare, è una guida per raggiungere il benessere psicofisico. D'altra parte, il piacere di mangiare va coniugato con la necessità di introdurre ogni giorno tutte le molecole nutrienti di cui il corpo umano è composto. Se, invece, il piacere sensoriale predomina sul bisogno nutrizionale, si arriva all'eccesso e si ha la perdita della salute. Il cibo è la migliore medicina naturale per vivere in forma e a lungo: la prima prevenzione delle patologie croniche degenerative e dei tumori si fa a tavola. Infatti, il controllo del peso corporeo non ha solo un valore estetico, ma soprattutto è un indice di salute. Il sovrappeso e l'obesità affaticano il cuore e condizionano la sua funzione vitale. Avere un peso sano è una scelta consapevole di medicina preventiva contro malattie cardiocircolatorie, infarto, ictus, cardiopatia ischemica, diabete mellito di tipo 2, ipertensione arteriosa, tumori, malattie degenerative croniche, aterosclerosi, gotta.

La rottura del rapporto tra la produzione agricola locale e il consumo del cibo, l'esplosione dei consumi industriali, massificati in mense, self service e fast food, la disgregazione dei comportamenti alimentari di gruppo e di famiglia, gli scandali ricorrenti sui temi della qualità e del controllo del cibo hanno creato una profonda insicurezza. Accanto alla paranoia alimentare c'è anche la piena consapevolezza che l'alimentazione condiziona l'integrità fisica del nostro organismo e la durata della vita. Ossessionati dalle calorie abbiamo perso l'effettivo valore nutrizionale del cibo: imperversano mode e regimi alimentari che pongono al centro il cibo, dimenticando il corpo! È arrivato il tempo di riscoprire che abbiamo un corpo da amare, esaltare, mantenere nel benessere psicofisico.

## "Ecologia" della salute

La più moderna ricerca scientifica afferma che la salute e la longevità dipendono:

- per il 20% dal sistema sanitario
- per il 30% dalla genetica
- per il 50% dallo stile di vita

L'organizzazione sanitaria (ospedali, cliniche, medici, farmaci, esami diagnostici ecc.) incide solo per il 20% nella determinazione dello stato di salute delle persone, nonostante gli elevatissimi costi sostenuti; il patrimonio genetico ereditato dai genitori incide invece per il 30%, mentre sono i comportamenti quotidiani a determinare più di tutto lo stato di salute e la longevità. Cioè siamo soprattutto noi stessi a condizionare la qualità e la durata della nostra vita.

Comprendere la portata di questo dato è fondamentale per uscire da un'impostazione culturale che delega ad altri – ai farmaci, ai medici, alla diagnostica scientifica – ciò che possiamo fare noi ogni giorno per la nostra salute e realizzare invece una medicina della consapevolezza, attraverso una riappropriazione totale della responsabilità soggettiva sul nostro stato di salute. Bisogna cioè cambiare del tutto la prospettiva con cui si guarda all'organismo, assumendo un approccio preventivo, "ecologico", di conoscenza e di rispetto di quella che potremmo definire la nostra "casa anatomica", cioè il corpo.

Oggi, purtroppo, sono sempre più diffuse le "malattie comportamentali", patologie generate da comportamenti aggressivi contro il nostro corpo: cattiva alimentazione, fumo, alcol, stress, grave perdita muscolare per scarsa attività motoria, droghe, inquinamento ambientale.

È invece molto importante recuperare una consapevolezza del proprio corpo e della salute, attraverso la conoscenza. L'ignoranza, intesa come non conoscenza, può generare la malattia.

## La personalità alimentare tra dieta e gastronomia

"Dimmi come mangi, ti dirò chi sei". Ogni popolo ha le proprie tradizioni gastronomiche. I sapori provati nei nostri primi atti alimentari partecipano alla costruzione della nostra personalità e determinano il senso di appartenenza a un territorio e a una popolazione.

Mangiare è anche un atto ambientale, perché le nostre scelte alimentari orientano la produzione agroalimentare. Il paesaggio agricolo legato alla produzione del cibo si sta trasformando in un paesaggio industriale composto da monocolture intensive ed estensive di mais, girasoli, frutteti, vigneti. Questo meccanismo, finalizzato alla crescita quantitativa della produzione di cibo, sta riducendo in modo progressivo la biodiversità regionale, e modificando anche la nostra percezione, a causa della perdita di sapori, profumi, consistenze e colori caratteristici, che vengono invece uniformati dalla produzione di massa, standardizzata, con il risultato di un impoverimento del gusto e di una regressione sensoriale.

Si sta perdendo l'identità sensoriale generata dai prodotti tipici locali, dalla gastronomia familiare e di comunità. Stiamo andando verso una "gastro-anonimia", mentre per secoli la cultura alimentare e la tradizione culinaria erano caratteri fondanti l'identità storica e il senso di appartenenza.

**Dobbiamo smettere di essere consumatori passivi, che accettano di mangiare tutto ciò che il mercato offre, e diventare invece consumatori attivi capaci di scegliere con piena consapevolezza la propria personale alimentazione.**

Mangiare bene significa scegliere, pensare, mantenere vive le nostre tradizioni agroalimentari e gastronomiche, valorizzando la biodiversità e il paesaggio di ogni territorio.

# Conoscere il corpo

Il metabolismo è un sistema complesso che troppo spesso pensiamo di aprire e gestire con una sola chiave: le calorie. Ma in realtà questa è una chiave che non apre nulla perché, come abbiamo visto, le calorie all'interno del corpo umano non esistono. Esse esistono solo fuori dal nostro corpo e derivano dalla combustione di un alimento intero posto in un calorimetro, cioè in un termostato in cui il cibo viene "bruciato", producendo calore. Le calorie rappresentano una concezione residuale della scienza dell'800, quando si credeva che il nostro corpo usasse il calore per vivere.

Invece, oggi sappiamo che il corpo umano per vivere utilizza l'energia chimica (ATP), che si forma nei mitocondri delle cellule durante il ciclo di Krebs, attraverso una serie di processi innescati a partire dalle molecole introdotte con il cibo. Il metabolismo è molto di più della risultante di un calcolo di calorie giornaliere, è un meccanismo che coinvolge l'intero organismo, per questo è necessario attuare un approccio sistemico per mantenerlo in equilibrio.

## Dal peso alla composizione corporea

Ossessionati dal calcolo delle calorie e dal peso corporeo abbiamo finito per non considerare più il corpo umano come composto da materia. Un grave errore medico ed estetico, ma purtroppo funzionale al marketing pubblicitario legato al mondo delle diete. C'è una grande differenza tra peso e materia.

Il cuore batte in rapporto alla massa, cioè alla materia di cui il corpo è composto. Ogni corpo umano è composto da massa liquida (acqua corporea) e da massa solida. Il peso è un valore relativo, che cambia in base al variare del-

### La massa corporea

**La massa liquida è l'acqua corporea totale**: è composta dall'acqua intracellulare, ubicata all'interno di tutte le nostre cellule, e dall'acqua extracellulare, collocata nella matrice che sta fuori dalle cellule, nel tessuto connettivo, nel sangue, nella linfa. In età giovanile il volume dell'acqua intracellulare è dominante rispetto al volume di quella extracellulare. Con il passare degli anni, il numero delle cellule corporee si riduce, e allo stesso modo si riduce il volume globale dell'acqua corporea (massa liquida), ma aumenta invece il volume dell'acqua posta fuori delle cellule. Questo determina una condizione patologica, che può generare edemi, ipertensione arteriosa, decadenza funzionale ed estetica progressiva.
**La massa solida è composta da muscoli, grasso, ossa, organi interni**. Nel processo di invecchiamento del corpo umano, si tende a perdere massa magra muscolare, massa ossea e ad accumulare massa grassa. Il risultato finale è una riduzione di massa liquida e un aumento di massa solida, con netta prevalenza di grasso, che si accumula specialmente nell'addome e nella parte superiore del corpo.

la forza di gravità. Invece, la massa corporea resta costante.

Per fare un esempio, il mio peso è di 72 kg, ed è generato dalla forza di gravità terrestre. Se vado sulla Luna, la forza di gravità diminuisce e il peso scende a 12 kg. Se vado nello spazio, in assenza di forza di gravità, il mio peso si annulla.

## Età biologica ed età anagrafica

L'età anagrafica è data dal tempo di vita trascorso dal giorno della nostra nascita. L'età biologica è l'effettiva età anatomica, funzionale, estetica, ormonale del nostro corpo. Esiste poi anche quella che mi piace definire "età emotiva", che esprime la capacità di vivere emozioni, sentimenti, la capacità di meravigliarsi e di fare progetti, e che è la colonna vitale che sostiene l'età anagrafica e l'età biologica.

Possiamo avere un'età biologica inferiore rispetto alla nostra età anagrafica. Cioè avere un corpo più giovane rispetto a quanto è indicato dagli anni vissuti. Alcune persone, al contrario, sembrano più vecchie della loro età anagrafica: l'età biologica può dunque essere suggerita dal nostro aspetto esteriore, dalla nostra immagine, e può anche essere "misurata" con esattezza scientifica attraverso alcuni esami diagnostici.

Per essere efficiente e in salute il corpo umano deve mantenere la composizione corporea (massa liquida + massa solida) raggiunta alla maturità di sviluppo, all'età di 25-30 anni. Per mantenere un'età biologica giovane occorre avere sempre, a ogni età, la massa liquida dominante sulla massa solida.

**La massa liquida deve essere tra il 55 e il 60% della massa corporea totale e la massa solida tra il 40 e il 45% del totale.**

La massa solida deve essere costituita principalmente da proteine (18%), seguite da grasso (16%) e minerali (6%). Le proteine devono superare sempre i grassi nel corpo umano. Siamo nella fase di decadenza funzionale ed estetica, quindi non più giovani, quando la massa liquida si colloca sotto il 55% e la massa solida va oltre il 40% della massa corporea globale (se si ha quindi prevalenza di grasso).

Possiamo eseguire analisi del sangue, le più sofisticate indagini diagnostiche, possiamo utilizzare i farmaci più innovativi, ma se la massa solida predomina sulla massa liquida la nostra salute e la nostra vita sono compromesse: si ha il *break point* o punto di rottura, la persona "decade" e non riesce più a dimagrire, oltre ad andare incontro a patologie degenerative croniche. Più ci si allontana dalla composizione corporea dei 30 anni più si degenera, e si va verso un'età biologica superiore a quella anagrafica, cioè il nostro corpo è più vecchio rispetto a quanto indicherebbero gli anni vissuti. Il mantenere in equilibrio le nostre componenti corporee è la chiave per la salute e la longevità: come vedremo, alimentazione, respirazione (l'ossigeno è il principale nutriente del corpo umano) e adeguata attività motoria sono scelte di fondamentale importanza da realizzare ogni giorno.

Per conoscere la propria effettiva età biologica, occorre analizzare la propria composizione corporea, la materia di cui siamo composti, e non soffermarsi solo sul peso. Le due principali indagini diagnostiche strumentali per conoscere con serietà scientifica la propria effettiva età biologica sono la DEXA (Dual X-ray Absorptiometry) e l'impedenziometria (meno precisa, ma in grado di fornire una diagnosi accettabile della composizione corporea). Sono eseguibili in ospedale o in qualunque ambulatorio specialistico, e vanno ripetute ogni anno per monitorare l'andamento e prendere eventuali provvedimenti necessari in tempo utile.

Una valida lettura clinica, e non solo numerica, del referto di una di queste due indagini diagnostiche è in grado di indicare l'età biologica di un corpo umano, definendo la materia di cui il corpo è composto.

## Set point e ponderostato

Il rapporto tra massa magra muscolare e massa grassa nel nostro corpo viene definito *set point* (punto di equilibrio).

Il ponderostato è il sistema di controllo esercitato sul nostro peso corporeo (somma delle varie masse corporee) dall'ipotalamo, regista ormonale e metabolico dell'intero organismo.

L'ipotalamo è un complesso di 13 neuroni, pesa circa 4 g, è sempre "sveglio" e attivo, e controlla le nostre funzioni vitali – battito cardiaco, ritmo respiratorio, pressione arteriosa, temperatura corporea, fame, sazietà, sete – oltre che tutte le nostre sensazioni e reazioni emotive come rabbia, gioia, ansia, piacere alimentare, piacere sessuale ecc.

L'ipotalamo resetta tutte queste funzioni vitali sul nostro peso corporeo, o più precisamente sulla composizione corporea: esso tende cioè a "conservare", a mantenere stabile il peso corporeo, le masse anatomiche rispetto alle quali ha registrato le nostre funzioni vitali, intorno al nostro set point. Per questo motivo molte persone conservano il loro peso corporeo in modo stabile per tutta la vita, con variazione solo di pochi chilogrammi. Avere un set point sbilanciato a favore della massa grassa accumulata impedisce o rallenta la perdita di massa grassa, perché la capacità di "bruciare" (ossidare) i grassi è nettamente ridotta. Ecco il motivo per cui la dieta può avere ottimi risultati su alcune persone e scarsissimi risultati su altre.

**Con un set point negativo (cioè sbilanciato verso la massa grassa) occorre lavorare mediante attività aerobica ed esercizi di resistenza per ottenere un determinato recupero di massa magra muscolare.**

Pretendere di "dimagrire" con la sola dieta, riducendo la quantità di cibo ingerito, e quindi di calorie, rappresenta uno scenario ormai davvero superato, che non può che portare a risultati scarsi o nulli.

Dimagrire realmente implica perdere solo massa grassa e migliorare il proprio set point, per poi consolidare il risultato raggiunto mantenendo invariato il peso forma, in modo che l'ipotalamo possa registrare tutte le funzioni vitali sul nuovo peso. Occorre tenere stabile il nuovo peso corporeo per almeno sei mesi per "fissare" per sempre un nuovo set point vitale nell'ipotalamo.

Al contrario, modificare di continuo il proprio peso (il famoso effetto yo-yo) stimola l'ipotalamo a riportare il peso della persona al livello iniziale, cioè quello che si aveva prima del dimagrimento.

## Il corpo umano è una vitale formula biochimica

Il comportamento alimentare è una scelta vitale in grado di introdurre nel nostro organismo molecole nutrienti indispensabili per la sopravvivenza, la crescita, la riproduzione, il movimento, la costituzione di tessuti, organi e sistemi corporei.

Il corpo umano è una vitale formula biochimica generata dalle molecole introdotte attraverso l'alimentazione e la respirazione. Ciascuno ha la propria personale formula biochimica.

Il controllo della nostra formula biochimica è assicurato dall'ipotalamo. I nuclei nervosi che lo costituiscono sono circondati da capillari sanguigni, e proprio il sangue informa l'ipotalamo se il nostro organismo possiede tutte le molecole alimentari e respiratorie (gli elementi biochimici) necessari alle funzioni vitali e al mantenimento dell'integrità anatomica.

Il sangue è il libro nel quale l'ipotalamo "legge" la nostra formula vitale e, se manca qualche componente, attiva il sistema endocrino ormonale, il sistema nervoso autonomo e ci spinge ad assumere alimenti contenenti le molecole assenti all'interno del nostro corpo. L'ipotalamo ha il "polso" della nostra situazione metabolica e ormonale in ogni attimo della nostra vita. Con i suoi nuclei nervosi esso controlla la fame, l'appetito, la sete, la sazietà, la respirazione, il battito cardiaco, la pressione arteriosa, la temperatura corporea, il volume di acqua corporea e altre funzioni vitali. Anche il nostro comportamento alimentare dipende dall'ipotalamo, che gestisce la quantità (centri della fame e sazietà) e la qualità (centro dell'appetito) del cibo ingerito, attiva altri centri nervosi, il sistema endocrino, lo stomaco e l'intestino.

Nessuna caloria agisce sull'ipotalamo perché nel sangue non sono presenti

### Gli elementi chimici del corpo umano

I primi sei elementi chimici che compongono il nostro corpo sono: carbonio (C), ossigeno (O), idrogeno (H), azoto (N), calcio (Ca), zolfo (S). Questi elementi costruiscono le proteine, i carboidrati, i lipidi, le vitamine e le molecole alimentari e respiratorie richieste ogni giorno per vivere.

calorie ma solo molecole: è per questo che per avere un metabolismo sano è importante imparare a conoscere e a scegliere le molecole che introduciamo attraverso il cibo, come illustreremo nella dieta per un metabolismo felice, basata sul metodo molecolare di alimentazione consapevole.

## L'importanza dell'acqua

Il corpo umano è un sistema complesso, costituito da tante componenti interagenti tra loro. È un sistema biologico aperto: al suo interno entrano cibo, acqua, aria, inquinanti fisici, microbiologici e chimici, luce solare, ossigeno; ed escono acqua, aria, energia, calore metabolico (temperatura corporea), anidride carbonica, prodotti catabolici di scarto. Tutte le molecole introdotte con l'alimentazione e la respirazione entrano nell'organismo e interagiscono con i sistemi cellulari.

Prendiamo un bicchiere di acqua e, mentre beviamo, pensiamo al percorso che questa compie all'interno del nostro corpo. L'acqua entra dalla bocca, poi attraverso l'esofago arriva nello stomaco. Si ferma: una piccola parte entra dallo stomaco nel sangue, mentre il resto esce dalla cavità gastrica per entrare nell'intestino tenue e lo percorre tutto (4 m) in alcune ore. La maggior parte dell'acqua bevuta passa dall'intestino tenue nel sangue attraverso i villi intestinali. L'acqua, nel suo viaggio all'interno del tenue, aiuta gli enzimi a svolgere la loro azione di digestione degli alimenti. Tutta la digestione avviene nell'acqua. Una piccola parte del volume iniziale dell'acqua arriva fino al colon. Ma l'acqua che è entrata dall'intestino nel sangue, dove finisce? Viene trasportata dal sangue a tutti gli organi e a tutte le cellule: esce attraverso i capillari arteriosi ed entra nello spazio che sta attorno alle cellule formando un vasto "mare interno". Noi siamo composti soprattutto di acqua. Le nostre cellule sono sospese, come isole, in un vasto mare interno generato dall'acqua che beviamo, che mangiamo (gli alimenti contengono acqua), che noi stessi produciamo con il nostro metabolismo energetico. I capillari arteriosi sono affluenti del nostro mare interno. L'acqua uscita dai capillari viene assorbita nel tessuto connettivo, dove si ferma.

La maggior parte dell'acqua entra all'interno delle cellule, stazione finale del bicchiere di acqua, mentre un volume idrico più piccolo resta nello spazio extracellulare, fuori dalle cellule. Esistono specifici ormoni che regolano i volumi di acqua in tutto il nostro organismo, alcuni minerali sono coinvolti nella gestione idrica corporea come sodio, potassio, calcio ecc. Il sodio sta fuori dalle cellule e trattiene acqua nello spazio extracellulare, mentre il potassio, il calcio, il magnesio stanno all'interno delle cellule. Ciascun minerale esercita una particolare funzione nella regolazione dell'acqua corporea.

**La vita e la salute, così come le malattie, nascono dalle reazioni biochimiche, che avvengono tutte nell'acqua. Di primaria importanza per la salute e anche per l'immagine estetica è il rapporto tra l'acqua posta all'interno e quella posta all'esterno delle cellule.**

## Età biologica e acqua

Come abbiamo già visto, il rapporto tra l'acqua che sta fuori dalle cellule e l'acqua all'interno delle cellule è un preciso indicatore di salute e di giovane età biologica. Le cellule metabolicamente attive sono in particolare le cellule muscolari e quelle cerebrali. Esse contengono maggiori volumi idrici intracellulari. Perdere cellule muscolari vuol dire "spostare" l'acqua dall'interno delle cellule all'esterno, nello spazio extracellulare, dove può ristagnare creando patologie e decadenza funzionale. Quando quest'ultimo aumenta si ha la ritenzione idrica.

**Il volume di acqua all'interno delle cellule deve sempre essere superiore al volume di acqua fuori dalle cellule.**

Soffrire di ritenzione idrica non sempre significa avere un volume troppo elevato di acqua nell'organismo: possiamo avere meno acqua totale rispetto ad altri, ma la quantità di acqua presente è come "mal posizionata", si trova cioè all'esterno delle cellule perché le cellule sono diminuite nell'intero organismo.

Questo quadro si verifica quando la massa magra muscolare si riduce e aumenta invece la massa grassa corporea: l'acqua non può stare nel grasso, e se la parte magra si è ridotta allora l'acqua invade lo spazio extracellulare. Tale condizione può creare ritenzione idrica, edemi, linfedema (accumulo di linfa dovuto a un'anomalia del sistema linfatico), lipedema (accumulo di tessuto adiposo localizzato, soprattutto nelle gambe), può generare un aumento di pressione arteriosa (troppa acqua all'interno del sistema vascolare), gambe gonfie, che sono tutte espressioni della patologia dell'acqua.

Assumere diuretici in questi casi peggiora il quadro patologico: espellere l'acqua in eccesso disidrata ancor più l'organismo, perché l'acqua passa anco-

**L'acqua è un alimento**

L'acqua va considerato un alimento. Si può conoscere la propria personale dose giornaliera di acqua consigliata calcolando che sono necessari 30 ml di acqua per ogni kg di peso corporeo (come acqua si intende sia quella assunta come bevanda sia quella introdotta con gli alimenti).

ra di più dall'interno delle cellule verso l'esterno.

L'acqua può essere allontanata dagli organi, dallo spazio extracellulare, attraverso le vene e il sistema linfatico, che si origina proprio dal tessuto connettivo, cioè dallo spazio extracellulare dei tessuti umani.

**Se il sistema venoso e il sistema linfatico non sono efficienti, l'acqua ristagna negli organi predisponendo alla fibrosi dei tessuti e a un decadimento strutturale e funzionale dell'intero organismo.**

Le cellule non sono più nutrite in modo continuo e regolare, l'ossigeno non arriva nella giusta quantità, le scorie (i rifiuti del metabolismo cellulare) non vengono eliminate, e così il tessuto dell'organo interessato si può trasformare in una palude in cui la vita è difficile. Si possono avvertire stanchezza, astenia, difficoltà a dimagrire, tutti segni e sintomi che possono essere approfonditi attraverso indagini diagnostiche e con analisi del sangue.

Alla luce di quanto detto, beviamo un altro bicchiere di acqua. Questa volta non guardiamo solo il peso corporeo, ma impariamo a conoscere anche la composizione del nostro corpo perché il bicchiere d'acqua fa un suo percorso dentro di noi in rapporto alla "materia" di cui siamo composti.

Per mantenere un'età biologica giovane occorre mantenere sempre la massa liquida dominante sulla massa solida, qualunque sia la nostra età anagrafica.

## Il corpo dopo il pasto

Ogni volta che mangiamo il nostro sangue modifica la sua composizione in rapporto agli alimenti ingeriti, alle sostanze nutrienti come carboidrati, proteine, lipidi, minerali, vitamine, fibre, molecole attive sul DNA, detti modulatori genici, e acqua. Due persone possono scegliere di mangiare, rispettivamente, un piatto di pasta e una porzione di formaggio. Questi alimenti possono fornire a entrambi, per fare un esempio, 400 kcal, ma ciascuna persona pur assumendo lo stesso numero di calorie avrà una composizione del sangue differente.

Chi ha mangiato la pasta avrà nel sangue il glucosio (la glicemia si sarà alzata) e l'insulina; chi ha mangiato formaggio avrà trigliceridi e amminoacidi. La composizione del sangue genera un diverso profilo ormonale e metabolico che incide su tutte le cellule del corpo. Quindi la qualità e la combinazione degli alimenti di ogni singolo pasto condizionano la composizione del sangue, il metabolismo e il profilo ormonale. Ingeriamo 2-3 kg di cibo al giorno, ma più che le calorie sono le molecole, cioè i macronutrienti e i micronutrienti contenuti negli alimenti, a condizionare il nostro peso e l'accumulo di massa grassa.

**Il valore che si modifica con maggiore rapidità dopo il pasto è la glicemia.**

Entro un'ora dall'inizio del pasto si raggiunge il valore più elevato, chiamato picco glicemico, accompagnato dal picco di insulina, dal quale dipendono l'accumulo di grasso e la sensazione di fame.

È importante tenere basso il valore della glicemia post prandiale per recuperare il giusto peso forma e per vivere in salute.

**È bene dotarsi di un glucometro ed eseguire l'esame della glicemia post prandiale mediante digito puntura entro un'ora dall'inizio del pasto. Il valore della glicemia è salutare se è al di sotto di 140 mg/100 ml.**

Più tardi rispetto alla glicemia aumentano nel sangue i trigliceridi: dopo tre ore dall'inizio del pasto. I trigliceridi sono molecole composte dagli acidi grassi introdotti attraverso l'alimentazione. Vengono trasportati nel sangue attraverso una lipoproteina, detta VLDL, che parte dal fegato e va verso tutte le nostre cellule, dove rilascia i trigliceridi e poi si trasforma in LDL-colesterolo (colesterolo cattivo). Più carboidrati mangiamo, più insulina produciamo dopo il pasto e più LDL abbiamo nel nostro sangue. Per ridurre quindi il colesterolo LDL occorre ridurre il carico dei grassi e la dose dei carboidrati ingeriti in ogni pasto.

**Il consiglio è quello di eseguire la misurazione dei trigliceridi dopo tre ore dall'inizio del pasto mediante digito puntura, attraverso uno strumento disponibile in farmacia. Il valore dei trigliceridi deve stare sotto a 150 mg/100 ml.**

Per evitare gli eccessi alimentari occorre recuperare il gusto e il senso di sazietà. In natura non esistono animali obesi, l'obesità colpisce solo l'uomo (e può colpire anche gli animali da esso addomesticati). Perché questa differenza? Gli animali mangiando stimolano il centro della sazietà del loro ipotalamo e, quando si sentono sazi, smettono di alimentarsi. L'uomo, mangiando, stimola il centro della sazietà, ubicato sempre nell'ipotalamo, ma non smette di mangiare quando è sazio, perché vuole provare soprattutto il piacere derivante dal cibo. L'uomo, attraverso la volontà, preferisce il piacere alla sazietà e finisce per ingerire un eccesso di cibo, una quantità superiore alle effettive necessità dell'organismo. Così accumula grasso corporeo: una parte di esso è visibile in specifiche zone anatomiche femminili e maschili, mentre un'altra parte è invisibile ai nostri occhi, ma presente nel sangue (trigliceridi, colesterolo, acidi grassi) e in organi vitali come il fegato (steatosi epatica). Un accumulo di grasso nell'organismo e nel sangue può causare malattia, degenerazione, decadenza estetica e funzionale.

Mangiare è un'esperienza sensoriale: il piacere alimentare è generato dalla stimolazione dei cinque sensi. La sazietà è la sensazione appagante e rilassante ottenuta a seguito dell'ingestione di cibo. L'appetibilità è l'attrazione generata da un alimento. L'appetibilità è il contrario della sazietà: più un cibo è appetibile e meno sazia, spingendoci a consumarne in grandi quantità. La sazietà e l'appetibilità sono sotto il controllo di due specifici nuclei dell'ipotalamo.

In questo contesto alimentare occorre imparare a fare una netta distinzione tra "cibo vero", naturale, e "prodotto alimentare". Il cibo è ciò che la natura produce e offre, nel rispetto della biodiversità agroalimentare e dei ritmi naturali, senza l'obiettivo di crescita quantitativa finalizzata alla massima resa economica. Il prodotto alimentare, invece, è il risultato della manipolazione umana per esaltare le caratteristiche di appetibilità e le proprietà organolettiche dei cibi. Oggi l'industria alimentare offre prodotti deliberatamente realizzati in modo da essere il più possibile "saporiti" e accattivanti: zucchero e sodio nascosti, glutammato monosodico, additivi chimici di ogni genere rendono i prodotti estremamente appetibili, generando un piacere artificialmente indotto finalizzato a un consumo sempre maggiore. I nostri sensi sono condizionati da colori, odori, sapori generati da molecole artificiali che determinano una personalità alimentare orientata a un consumo di tipo industriale: merendine, biscotti, bibite zuccherate, crackers, prodotti confezionati di ogni genere, che non nutrono il nostro corpo ma possono essere nocivi. L'appetibilità esaltata dalle tecnologie alimentari e dal marketing genera il desiderio di mangiare e dunque la fame: mangiare di continuo, "spizzicare" qualcosa a ogni ora della giornata. Il problema è che i prodotti che più stuzzicano il nostro appetito sono quelli più ricchi di acidi grassi saturi. Ma un eccesso di acidi grassi causa obesità cellulare, che come vedremo è il primo passo verso l'obesità anatomica. Così il sovrappeso e l'obesità sono in continuo aumento, come pure le patologie degenerative.

Per avere e mantenere un sano peso forma, per mantenersi in salute occorre

### I tre tipi di sazietà

**1. Sazietà sensoriale:** è generata dalla diretta stimolazione degli alimenti sui cinque sensi: olfatto, gusto, vista, udito, tatto. Più varia è la stimolazione dei sensi, più alto sarà il potere saziante dei cibi, con un conseguente controllo dell'appetito e del desiderio di mangiare. Consumare i cibi velocemente, con voracità, riduce drasticamente la sazietà sensoriale. Invece è molto importante masticare bene ogni boccone, assaporare ogni alimento. Per fare questo, è necessario "rieducare" il palato al sapore autentico dei cibi naturali, in primo luogo riducendo la dose di sale utilizzata: una buona strategia per raggiungere un appagante senso di sazietà è quella di utilizzare al posto del sale erbe aromatiche e spezie, in base ai propri gusti, per esaltare ogni piatto. Saggia scelta è anche quella di usare aceto di vino o di mele per fermare il desiderio di cibo salato. Ma soprattutto, di primaria importanza è ridurre al minimo il consumo di prodotti industriali e tornare a mangiare i cibi offerti dalla natura: frutta e verdura non manipolati, cereali integrali, carne di qualità (non da supermercato), pesce selvatico.

**2. Sazietà gastrointestinale:** è la sensazione di pienezza dovuta alla stimolazione della parete gastrointestinale da parte del cibo. È generata dall'azione delle fibre alimentari contenute in verdura, frutta e cereali integrali, nonché dalla stimolazione di un ormone secreto da cellule intestinali: la colecistochinina. Questo ormone controlla l'appetito e produce un'appagante sensazione di sazietà. Il volume del cibo ingerito è un fattore che influenza in modo considerevole il senso di sazietà. È per questo che il consumo di alimenti vegetali, che essendo molto ricchi di acqua hanno un volume maggiore rispetto ad altri, favorisce il senso di sazietà. Durante la masticazione e la deglutizione, la bocca, l'esofago e lo stomaco inviano impulsi sensoriali all'ipotalamo, agendo sul centro della sazietà. L'intestino è il più grande organo sensoriale del nostro corpo.

**3. Sazietà metabolica-ormonale:** è la sazietà a livello cellulare, generata dai nutrienti (glucosio, amminoacidi, lipidi) giunti nel sangue dopo la digestione intestinale degli alimenti e controllata dagli ormoni. Più avanti vedremo concretamente come stimolare il centro della sazietà attraverso la dieta per un metabolismo felice.

riscoprire il senso vitale della sazietà. Se riusciamo a individuare il nostro personale punto di sazietà (*satiety point*) le grammature degli alimenti non servono, come non serve il calcolo delle calorie per far convivere il piacere e la salute, e vivere a lungo.

## L'ossigeno influisce sul metabolismo

Concentrati solo sulle calorie, corriamo il rischio di sottovalutare la nostra respirazione. Il 40% delle persone non introduce i giusti volumi di ossigeno. Ciascuno di noi ingerisce ogni giorno alcuni kg di cibo, tra solidi e liquidi. Ma occorrono quotidianamente anche molti litri di ossigeno per vivere e per avere un metabolismo sano ed efficiente. L'ossigeno è un nutriente essenziale nel corpo umano per la produzione di energia cellulare, tutto il metabolismo corporeo è condizionato dall'ossigeno introdotto con la respirazione, trasportato e assimilato dalle cellule.

**Per "bruciare" 1 g di grasso corporeo occorrono ben 2 l di ossigeno. Ogni giorno ciascuno di noi compie almeno 20.000 atti respiratori per introdurre 10.000 l di aria che viene assorbita da 70 mq di superficie degli alveoli polmonari.**

L'ossigeno è il principale nutriente delle nostre cellule, eppure è alto il rischio di non avere una sana respirazione, creando le condizioni fisiologiche di ipossia cellulare e tissutale. L'ipossia è appunto la carenza di ossigeno nelle cellule, che può causare patologie degenerative, oltre a inestetismi minanti l'integrità funzionale e strutturale di singoli organi e dell'intero organismo.

Senza il giusto volume di ossigeno, il nostro corpo è come una candela sotto una campana di vetro: come la candela, quando finisce l'ossigeno, si spegne, allo stesso modo le nostre cellule degenerano e il corpo invecchia prima. In condizioni di ridotta ossigenazione, le cellule riducono il loro volume, come si riscontra in particolare nei tessuti cutanei con comparsa di rughe e inestetismi. Inoltre, si verificano diversi altri effetti negativi: stanchezza continua, un abbassamento della temperatura corporea sotto i 36 gradi, decadenza estetica, infiammazione sistemica, acidificazione dei tessuti corporei, formazione di radicali liberi (molecole di ossigeno altamente reattive, che sono prodotti di scarto del metabolismo cellulare), urina acida (con un valore di pH al di sotto di 6), difficoltà a dimagrire. Si ha anche una riduzione del metabolismo cellulare, con accumulo di grasso e aumento del peso corporeo.

La Scienza dell'Alimentazione, oltre che sui principi nutritivi introdotti attraverso il cibo, deve richiamare l'attenzione sull'importanza di una corretta ossigenazione quotidiana: specialmente i carboidrati e i grassi e, in subordine, le proteine, possono essere metabolizzati per produrre energia solo attraverso l'unione con l'ossigeno. Dunque, se l'ossigeno è insufficiente, sono ridotte anche le funzioni metaboliche.

## Ipossia, infiammazione e obesità cellulare

Il corpo umano può resistere diversi giorni senza cibo, pochi giorni senza acqua, ma senza ossigeno può rimanere in vita al massimo qualche minuto. Senza arrivare al blocco totale dell'ossigenazione, si può vivere a lungo, anche se non in salute, con una carenza di ossigeno cellulare.

Molte e diverse sono le cause responsabili della carenza di ossigeno nel sangue, e, di conseguenza, nei tessuti e nelle cellule. Al primo posto c'è il fumo. Al secondo posto troviamo la massa addominale adiposa: una circonferenza di girovita superiore a 102 cm per l'uomo e 88 cm per la donna limita la respirazione diaframmatica e causa un respiro superficiale non in grado di attivare i giusti volumi di aria e di ossigeno. L'obesità viscerale causa un netto abbassamento della saturazione ematica dell'ossigeno, creando condizioni negative di ipossia sull'intero organismo e in particolare su due organi vitali: il cuore e il cervello. Inoltre, l'obesità viscerale causa la sindrome dell'apnea notturna con la sospensione temporanea del respiro che peggiora ulteriormente la condizione di carenza di ossigeno. Questo grave quadro notturno, complicato dal russamento, genera anche cattiva qualità del sonno e sonnolenza continua di giorno. Anche vivere in ambienti chiusi limita una corretta ossigenazione dell'organismo. L'anemia sideropenica per carenza di ferro determina l'incapacità da parte del sangue di avere e mantenere il giusto volume di ossigeno. Le malattie tiroidee e le patologie respiratorie come bronchite cronica, enfisema polmonare, asma bronchiale e altre possono generare condizioni di ipossia cellulare e tissutale.

La condizione di ipossia può essere generata anche dall'obesità cellulare nei vari organi e tessuti. L'obesità cellulare è un eccesso di acidi grassi saturi, trigliceridi, all'interno della cellula. Questo accumulo lipidico intracellulare si può riscontrare in condizioni di sovrappeso ma anche in persone normopeso. Tuttavia, l'obesità cellulare precede e condiziona l'obesità anatomica, responsabile dell'immagine corporea e della linea.

### Ossigeno e grasso

L'immagine corporea è l'espressione visiva di processi fisiologici e patologici che si verificano all'interno delle cellule in rapporto alle molecole nutrienti introdotte con l'alimentazione e con la respirazione polmonare. La nostra linea è quindi legata all'ossigenazione delle cellule. La carenza di ossigeno all'interno delle cellule genera una modulazione genica capace di produrre proteine infiammatorie, le citochine, che portano a una modifica del metabolismo energetico cellulare: le cellule modificano l'utilizzo del loro substrato energetico, scegliendo di consumare glucosio anziché acidi grassi saturi. Il ridotto consumo di acidi grassi saturi porta dunque all'accumulo di massa grassa corporea. Questa condizione viene definita "effetto Warburg", e comporta una serie di reazioni a catena che portano a un'infiammazione sistemica, con acidosi della matrice cellulare, destrutturazione del tessuto connettivo, compromissione del sistema linfatico, ritenzione idrica tissutale, pH urinario acido, neuroinfiammazione con decadimento cognitivo cerebrale.

L'obesità anatomica si vede, l'obesità cellulare no. Per questo la seconda è la più pericolosa per la salute metabolica e la longevità, perché può colpire chiunque, persone normopeso, in sovrappeso, in condizione di obesità.

## Calcolo della domanda soggettiva di ossigeno

In media, un individuo adulto richiede almeno 300-350 l di ossigeno al giorno per produrre energia chimica (ATP) e garantire un'adeguata temperatura corporea (calore metabolico). L'organismo umano è costituito per il 65% da ossigeno, dunque il consumo di ossigeno è un parametro vitale per assicurare salute, longevità e un'immagine corporea sana e giovane. Per conoscere il volume di ossigeno che ciascuno di noi deve introdurre ogni giorno, indicato con la sigla MET (*Metabolic Equivalent of Task* o equivalente metabolico), occorre applicare questa formula: 3,5 ml x *n* kg di peso corporeo x 1 minuto. Per esempio, un uomo che pesa 72 kg ha una domanda base di un volume di ossigeno al minuto pari a: 3,5 ml x 72 = 252 ml di ossigeno ogni minuto; moltiplicando questo valore per 60 minuti, si ottiene il volume di ossigeno richiesto ogni ora: 252 ml x 60 = 15.120 ml. A questo punto, si trasformano i millilitri in litri, quindi 15,20 l in 1 ora, e si moltiplica questo volume orario per le 24 ore, ottenendo il volume totale giornaliero di ossigeno che ogni giorno questa persona deve introdurre, cioè 364,8 l (15,20 l x 24) attraverso circa 20.000 atti respiratori quotidiani.

Per verificare la propria saturazione di ossigeno nel sangue si può utilizzare il pulsossimetro, un semplice strumento costituito da una sonda a forma di pinza in cui inserire il dito per effettuare la misurazione. Se il valore rilevato si attesta sopra il 98%, l'ossigenazione può considerarsi normale; valori tra il 97 e il 93% sono indicativi di possibili problemi di ossigenazione, ovvero di una lieve ipossia; valori al di sotto del 92% sono invece indicativi di ossigenazione insufficiente, nel qual caso è consigliabile rivolgersi a un medico e sottoporsi a emogasanalisi.

## Attività aerobica e ginnastica respiratoria

Per incrementare l'introduzione quotidiana di ossigeno occorre recuperare la consapevolezza del nostro respiro, e realizzare un'attività aerobica finalizzata: camminare a passo veloce, fare le scale, usare la bicicletta o la cyclette, il tapis roulant o lo step, correre, nuotare, iscriversi a un corso di ballo, possiamo scegliere le attività che preferiamo ma dobbiamo ricordarci di fare movimento ogni giorno. L'attività aerobica ha lo scopo di favorire, attraverso la respirazione, un maggiore ingresso di ossigeno, per poi contribuire alla sua succes-

### Imparare a respirare

Oltre a fare movimento, dobbiamo riprendere consapevolmente possesso del nostro respiro, attraverso un esercizio di "ginnastica respiratoria", da eseguire almeno due volte al giorno in un ambiente ben areato. Per assicurare l'introduzione di giusti volumi di ossigeno, basta modulare il respiro in tre movimenti respiratori, che vanno ripetuti in sequenza per almeno 2 minuti:

1. inspirare profondamente,
2. trattenere il respiro per qualche secondo,
3. espirare profondamente.

Subito dopo potrà essere percepita una leggera vertigine, che sta a indicare l'arrivo di un maggior volume di ossigeno al cervello. Oltre che al cervello, con questo esercizio l'ossigeno arriva a tutto l'organismo, assicurando un netto miglioramento del metabolismo cellulare. Inoltre, il controllo del respiro è un atto utile per bloccare ansia e tensione. Chiudere gli occhi, fermarsi, respirare sono gesti che aiutano a recuperare l'equilibrio psichico ed emotivo, oltre a rappresentare una sana scelta di medicina preventiva. L'ossigeno è benessere, efficienza metabolica, è una "medicina" naturale a nostra disposizione in quantità illimitata. Basta saper respirare!

siva circolazione nel sangue e, di conseguenza, in tutte le cellule del corpo. Una selezione accurata del cibo che consumiamo è necessaria ma non sufficiente, da sola, a recuperare la salute, eliminare l'eccesso di grasso corporeo e mantenere un peso corretto: occorre anche aumentare l'ossigenazione del nostro corpo. L'ossigeno è il principale nutriente del corpo umano, ma non si trova sulla tavola: è nell'aria, occorre respirarlo.

## Altezza e metabolismo

L'altezza ha un ruolo primario nel condizionare la personale capacità di consumare gli alimenti assunti. Chi è più alto consuma più energia rispetto a chi è più basso. L'altezza condiziona il metabolismo cellulare e quindi il peso corporeo (somma delle masse corporee): occorre perciò mangiare in modo adeguato alla propria altezza. Chi ha una statura minuta possiede una minore massa magra muscolare e una struttura corporea più limitata rispetto a una persona più alta, e necessita di una minore quantità di energia, quindi dovrebbe mangiare meno.

Con il passare degli anni, si può verificare una riduzione di alcuni centimetri di statura, in certe persone anche significativa. Le cause più frequenti sono l'osteopenia e l'osteoporosi, patologie che determinano una riduzione della massa ossea, con deterioramento dell'architettura delle vertebre: l'altezza delle singole vertebre e gli spazi intervertebrali si riducono. Avviene un cedimento del tessuto connettivo delle ossa e, in particolare, una degenerazione del collagene, proteina che svolge un ruolo primario nel "connettere" le cellule ossee tra loro e nel garantirne un'adeguata nutrizione, con rifornimento di calcio, amminoacidi e vitamina D.

Una riduzione dell'altezza è un serio indicatore della personale età biologica che può essere anche superiore all'età anagrafica. Perdere centimetri, inoltre, favorisce un incremento della curvatura della colonna vertebrale con una vistosa cifosi (gobba dorsale), condizione che causa una limitazione alla ventilazione polmonare, con alterazione del respiro e dell'ossigenazione.

> **La riduzione dell'altezza procura una diminuzione del metabolismo cellulare, così si riduce la capacità di "bruciare" il carico alimentare giornaliero e il grasso corporeo aumenta.**

Insomma, una riduzione della statura è un indicatore di cedimento strutturale dell'intero organismo, e va contrastata con decisione.

| FONTI ALIMENTARI DI VITAMINA D3 |
|---|
| • Pesce |
| • Perle di olio di fegato di merluzzo |
| • Uova di gallina |
| • Funghi |
| • Burro |

| FONTI ALIMENTARI DI CALCIO |
|---|
| • Latte |
| • Yogurt |
| • Formaggi |
| • Topinambur |
| • Rucola |
| • Indivia |
| • Spinaci |
| • Carote crude |
| • Sedano |
| • Radicchio rosso |
| • Finocchi crudi |
| • Fragole |
| • Papaia |
| • Melone |
| • Fagiolini verdi |
| • Piselli |
| • Ceci |
| • Acqua minerale con residuo fisso superiore a 500 mg/l |

Per arginare la situazione occorre introdurre almeno 1 g di calcio al giorno, associato a una dose corretta di vitamina D. L'apporto di vitamina D si ottiene principalmente esponendosi al sole (per il 90%), mentre per un 10% si acquisisce attraverso il cibo, in particolare da pesce, perle di olio di fegato di merluzzo, uova di gallina, funghi, burro.

Il calcio, invece, può essere assunto attraverso alimenti di origine animale come latte, yogurt e formaggi. Questi ultimi non vanno consumati più di due volte alla settimana, preferendo i formaggi freschi e molli (come per esempio robiola o ricotta) invece di quelli a pasta dura e a lunga conservazione (come parmigiano, pecorino, groviera o provola). Un eccesso di formaggi e di proteine animali, infatti, acidifica il corpo umano facendo perdere calcio alle ossa.

Un'altra fonte di calcio sono gli alimenti vegetali: topinambur, rucola, indivia, spinaci, carote crude, sedano, radicchio rosso, finocchi crudi, fragole, papaia, melone, fagiolini verdi, piselli e ceci. Anche l'acqua minerale può apportare una interessante dose di calcio: è utile scegliere acque con residuo fisso superiore a 500 mg/l e ricche di solfati, poiché lo zolfo protegge il tessuto connettivo.

# Come funziona il metabolismo

Il mondo della nutrizione sta cambiando: ci si è resi conto che la diffusione di sovrappeso, obesità, patologie croniche degenerative, tumori, correlati a una eccessiva e scorretta alimentazione, non possono essere spiegati solo attraverso un mero calcolo calorico-energetico.

La ripartizione dei principi nutritivi formulata su base giornaliera, con il 50-60% delle calorie proveniente dai carboidrati, il 15-20% dalle proteine e il 25-30% dai lipidi, si sta rivelando un artefatto scientifico. Infatti, sebbene negli ultimi decenni si sia arrivati a consumare più carboidrati e meno grassi, avvicinandosi alle indicazioni caloriche raccomandate, poco è cambiato sull'evoluzione delle malattie e dei disordini metabolici, del sovrappeso e dell'obesità. Il paradigma delle calorie, che finora ha costituito il fondamento alla base dell'elaborazione delle diete ipocaloriche, si è quindi rivelato poco esauriente. D'altra parte, la ricerca scientifica sta facendo emergere nuove acquisizioni in grado di rivoluzionare la Scienza dell'Alimentazione, che illustreremo in dettaglio in questo volume. In particolare, vedremo come le molecole alimentari che entrano nel nostro corpo attraverso il cibo influiscono su di esso inducendo nell'organismo, in sequenza, reazioni di diverso tipo: una

### Una nuova visione del metabolismo: le interazioni cibo-corpo

- **Nutrizione molecolare:** sposta l'attenzione dal calcolo delle calorie all'azione delle molecole alimentari nel nostro corpo
- **Modulazione metabolica:** come il cibo influisce su glicemia, insulinemia e lipemia
- **Modulazione biologica:** come il microbiota "digerisce" le molecole alimentari
- **Modulazione genica:** come il cibo agisce sul DNA cellulare

modulazione metabolica, cioè la modifica della glicemia, dell'insulinemia e della lipemia dopo il pasto; una modulazione biologica, cioè gli effetti dell'attività del microbiota sul metabolismo e sul peso corporeo; una modulazione genica, ovvero l'azione dei nutrienti sull'espressione genica del nostro DNA cellulare.

## La nutrizione molecolare

Ogni volta che mangiamo, il nostro sangue cambia la sua composizione in rapporto agli alimenti ingeriti: il nostro patrimonio genetico entra in funzione per gestire l'arrivo e l'utilizzo delle molecole nutrienti.

L'epidemia di obesità negli ultimi decenni, in particolare nell'infanzia, è imputabile a un cambiamento nelle condizioni ambientali piuttosto che nei sistemi di controllo del bilancio energetico. I nostri sistemi biologici di gestione dell'energia chimica e del calore metabolico sono immutati nel tempo. Sono cambiati i fattori ambientali e culturali legati al cibo, alla produzione e al consumo degli alimenti.

Il cibo è il principale mediatore tra l'ambiente e il patrimonio genetico trasmesso all'interno di una linea familiare: gli alimenti condizionano il nostro DNA. Gran parte delle malattie sono il frutto dei comportamenti alimentari e degli stili di vita vissuti all'interno della famiglia. Come si è detto, la produzione agroalimentare intensiva ed estensiva, la riduzione della biodiversità agraria, la trasformazione dei cibi in prodotti attraverso le tecnologie alimentari, la regressione sensoriale per lo più governata dagli additivi chimici presenti nei prodotti industriali, hanno avuto un ruolo centrale nel far aumentare l'incidenza del sovrappeso nella popolazione mondiale. A questo quadro così articolato si è tentato di rispondere, finora, con il semplice calcolo giornaliero delle calorie, che si è dimostrato un approccio del tutto inefficace a rispondere alla complessità metabolica, genetica e ormonale che determina l'obesità e il sovrappeso. Considerare queste condizioni come il risultato fisiopatologico derivato solo dall'eccesso dell'introito calorico è riduttivo e superato.

Il rapido progresso della ricerca nel campo della biologia molecolare sta conducendo la nutrizione, come altre scienze mediche, a una sorta di "rivoluzione copernicana": al centro del sistema biologico umano non vi sono più le calorie, ma le molecole di nutrienti introdotte attraverso l'alimentazione quotidiana.

## L'azione delle molecole alimentari sulle cellule

La nutrizione molecolare studia la qualità molecolare dei singoli cibi, cioè la loro diversa composizione di principi nutritivi e nutrienti, che condiziona il profilo metabolico, ormonale, epigenetico del corpo umano, considerato nella sua unicità e peculiarità per ciascuno di noi. Ogni cellula deve ricevere ossigeno, acqua, glucosio, amminoacidi, minerali, acidi grassi, vitamine e tante altre molecole nutrienti di cui ha bisogno per generare nuove cellule, per esplicare le funzioni deputate a ciascun organo e tessuto del corpo umano.

Le cellule di tutti gli organi del corpo umano sono differenti nelle loro funzioni e strutture specifiche, ma tutte sono unite tra loro attraverso il tessuto connettivo, costituito soprattutto dal collagene, che è la proteina più diffusa all'interno dell'organismo umano. Ogni molecola nutriente introdotta con l'alimentazione interessa l'intera massa cellulare costituente l'organismo. Quando la singola molecola nutriente lascia il sangue per arrivare alla cellula, deve passare attraverso la matrice extracellulare composta soprattutto da tessuto connettivo, così chiamato proprio perché "connette" le varie cellule costituenti i vari organi e apparati. Se il tessuto connettivo è compromesso da infiammazioni o patologie degenerative, la molecola nutriente non arriva all'interno della singola cellula, che va incontro a una carenza nutrizionale, responsabile della decadenza strutturale e funzionale della cellula stessa. Il corpo umano è un sistema biologico complesso che non procede in modo lineare: tutto il processo dell'alimentazione trova il suo compimento solo quando ogni cellula riceve tutte le molecole nutrienti di cui ha bisogno.

**CONTENUTO MOLECOLARE DI ALCUNE CATEGORIE DI ALIMENTI**

| ALIMENTO | PRINCIPIO NUTRITIVO | MOLECOLA |
|---|---|---|
| Pane | Carboidrati | Glucosio |
| Carne | Proteine | Amminoacidi |
| Olio extravergine di oliva | Lipidi | Acidi grassi |
| Frutta | Vitamine | Minerali |
| Verdura | Modulatori genici | Modulatori genici |

## La modulazione metabolica

La conoscenza della fisiologia e della biochimica del corpo umano dopo ogni pasto è essenziale per una scelta alimentare quotidiana che consenta di recuperare e mantenere un sano peso corporeo e un buono stato di salute.

Le continue oscillazioni glicemiche e lipemiche post prandiali condizionano negli anni la capacità di adattamento metabolico e ormonale dell'intero organismo. Quando i nostri sistemi metabolici non riescono a rispondere nei giusti tempi biologici agli atti alimentari, il corpo umano inizia la sua fase di *break point*, di decadenza anatomica e funzionale che porta alla patologia, al peggioramento dell'immagine estetica, al sovrappeso e all'obesità. È necessario conoscere la qualità molecolare degli alimenti ingeriti, cioè la loro diversa composizione in principi nutritivi, in molecole, e la combinazione molecolare, cioè il rapporto tra carboidrati, proteine e lipidi, di ogni atto alimentare al fine di evitare bruschi e rapidi incrementi di glicemia, lipemia, insulinemia dopo ogni pasto.

### Il picco glicemico

Il picco glicemico esprime il valore più alto della concentrazione di glucosio nel sangue raggiunto dopo ogni pasto, e ha un ruolo centrale nel determinare sovrappeso e adiposità localizzate.

Le variazioni della glicemia post prandiale hanno la principale responsabilità metabolica e ormonale nel favorire l'incremento del peso corporeo e della massa adiposa. Le persone con glicemia a digiuno relativamente normale possono presentare variazioni glicemiche anomale della glicemia post prandiale. Nelle persone con normale tolleranza al glucosio, generalmente la glicemia non aumenta oltre i 140 mg/dl (7,8 mmol/l) in risposta ai pasti e, tipicamente, torna ai livelli pre prandiali entro due o tre ore. Come abbiamo già visto, in un programma di recupero del peso forma e di prevenzione dell'obesità, indipendentemente dall'età e dal sesso, è salutare che la glicemia rimanga stabile dopo il pasto.

#### L'azione del cibo sul metabolismo cellulare

La modulazione metabolica esprime l'intervento che le molecole derivate dagli alimenti ingeriti e assorbite dall'intestino esercitano sul metabolismo cellulare. Tre sono i parametri che condizionano l'accumulo di massa grassa e il peso corporeo, e sui quali possiamo agire attraverso una sana alimentazione: glicemia, insulina, lipemia dopo i pasti.

**La scelta della qualità molecolare dei carboidrati è primaria per la gestione del picco glicemico post prandiale.**

I carboidrati contenuti negli alimenti non sono tutti uguali: esistono i carboidrati glicemici e quelli non glicemici. I carboidrati glicemici (amidi e zuccheri), contenuti in dolci, pane, pizza e prodotti da forno, pasta, riso, frutta, miele, zucchero e bevande zuccherate, influiscono in modo decisivo sul valore della glicemia. Invece, i carboidrati non glicemici, contenenti fibra alimentare idrosolubile e rappresentati dalla stragrande maggioranza delle verdure, non fanno aumentare la glicemia dopo il pasto, ma anzi controllano e tendono a mantenere basso il suo valore. Legumi e cereali integrali contengono carboidrati glicemici ma anche fibra, quindi potremmo collocarli in una via di mezzo fra le due categorie. La fibra idrosolubile ha un ruolo primario nel controllo dell'assorbimento del glucosio, degli acidi grassi, del colesterolo, formando un gel che agisce sui villi e microvilli dell'intestino tenue. Questa azione è davvero preziosa perché non si hanno bruschi e rapidi incrementi di glicemia e lipemia dopo i pasti: dunque la verdura non è solo un "contorno" ma un alimento di primaria importanza per il suo apporto di fibra idrosolubile. Una bassa glicemia dopo il pasto limita la secrezione di insulina, con il risultato di non accumulare grasso corporeo. Per mantenere stabile la glicemia dovremmo consumare quotidianamente circa 30 g di fibra alimentare, che è contenuta solo negli alimenti di origine vegetale: nello specifico, dovremmo assumere almeno 10 g di fibra idrosolubile, cioè capace di sciogliersi in acqua, e 20 g di fibra non solubile, non capace di unirsi all'acqua.

**La carenza di fibra alimentare è causa di soprappeso e obesità perché condiziona l'assorbimento intestinale delle molecole, e una carenza di fibra idrosolubile nei singoli pasti è una causa di elevati picchi glicemici post prandiali: l'obesità nasce dall'intestino.**

Un rapido ed elevato innalzamento della glicemia dopo il pasto (picco glicemico) è responsabile di un incremento dell'ormone insulina, che fa accumulare grasso, in particolare nell'addome negli uomini e nelle donne in menopausa e negli adipociti sottocutanei nelle donne in età fertile. Gli adipociti sottocutanei femminili sono molto sensibili agli estrogeni. Con il blocco di secrezione di estrogeni, in menopausa, nella donna si ha anche una riduzione alla sensibilità dell'insulina, con il risultato dell'accumulo di massa adiposa nell'addome e nella parte superiore del corpo.

La verifica soggettiva, mediante un glucometro, del personale picco glicemico dopo il pasto, è utile perché ingloba e al tempo stesso va oltre i due indicatori considerati finora nello studio della risposta glicemica post prandiale, cioè l'indice glicemico dei singoli alimenti e il carico glicemico del pasto (che rappresenta la quantità complessiva di carboidrati assunti nel corso dell'intero pasto).

## L'indice insulinemico

L'indice insulinemico esprime l'effetto di un dato alimento sui livelli di insulina nel sangue (insulinemia) dopo ogni pasto. Il controllo dell'indice insulinemico rappresenta un'evoluzione rispetto alla misurazione del solo indice glicemico e al calcolo del carico glucidico: si tratta, infatti, di un parametro emerso in tempi più recenti, che permette di valutare più precisamente quale sia la risposta insulinica a tutti i cibi consumati nel corso dell'intero pasto.

L'indice insulinemico fornisce la migliore e più precisa indicazione sugli effetti che carboidrati, proteine, lipidi, fibre idrosolubili alimentari determinano sul corpo umano con la secrezione di insulina. Il controllo della secrezione dell'ormone insulina è una delle chiavi naturali per dimagrire in salute. L'insulina è prodotta dal pancreas sotto lo stimolo del glucosio e degli amminoacidi. L'indice insulinemico esprime il valore complessivo della secrezione pancreatica dell'ormone e della presenza di insulina nel sangue dopo ogni pasto. Più è elevato il valore dell'insulina e più è alta la capacità di accumulare grasso con variazione del peso corporeo. Abbiamo visto, infatti, che l'insulina è l'ormone del dopo pasto, che determina l'accumulo di massa adiposa nelle zone critiche del corpo (glutei, cosce, addome) a seconda del sesso e dell'età della persona. L'insulina è anche responsabile della continua sensazione di fame: per dimagrire e ridurre la massa grassa accumulata occorre avere livelli contenuti di insulina dopo il pasto.

Le oscillazioni giornaliere di insulina agiscono sui carboidrati e lipidi e governano gli amminoacidi, stimolando una migliore sintesi proteica. L'insulina promuove l'utilizzazione dei carboidrati ai fini energetici e deprime l'uso dei lipidi. Quindi, se l'in-

### Cibo e insulina

Un alimento si definisce ad alto indice insulinemico quando fa aumentare notevolmente la concentrazione di insulina nel sangue. Viceversa, i cibi con basso indice insulinemico non influenzano in maniera significativa la secrezione di quest'ormone.

sulina è alta, non si consumano i lipidi; al contrario, una carenza di insulina nel sangue fa utilizzare al corpo i grassi in luogo dei carboidrati (salvo che nel cervello e nel tessuto nervoso), per ottenere l'energia necessaria, favorendo il dimagrimento. La secrezione di insulina è stimolata anche dalle proteine assunte durante il pasto. I trigliceridi e gli acidi grassi, invece, esercitano un'azione ridotta sulla secrezione di insulina.

Il picco della secrezione dell'insulina avviene nel tempo immediatamente successivo all'inizio del pasto, in parallelo al valore della glicemia e dell'aminoacidemia. L'insulina è rimossa dal sangue per opera del fegato, mentre in condizioni di steatosi epatica il tempo di permanenza dell'ormone nel sangue si protrae.

L'insulina definisce lo stato di salute metabolica della persona: si può parlare di salute metabolica quando è conservata la sensibilità all'insulina, mentre si ha perdita di salute metabolica quando si verifica uno stato di insulino-resistenza.

## L'indice HOMA

**Per recuperare il peso forma e prevenire l'obesità occorre conoscere l'indice H.O.M.A.** (*Homeostatis Model Assessment*), che esprime il rapporto basale al mattino tra il valore della glicemia e quello dell'insulina. Attraverso l'HOMA si può verificare un possibile stato di insulino-resistenza, condizione da risolvere per la salute e per il recupero di un sano peso corporeo. L'insulino-resistenza è una ridotta risposta delle cellule dell'organismo all'insulina che, nonostante la sua maggiore presenza anche a digiuno, non riesce ad attivarsi. Chi è affetto da questo stato, anche senza arrivare alla patologia, avrà notevoli difficoltà a dimagrire perché il suo organismo è "bloccato" in una condizione patologica favorente l'accumulo di massa grassa, in particolare nell'addome. Si può calcolare l'indice HOMA attraverso questa formula:

$$\frac{\text{glicemia a digiuno (mg/100 ml) x insulinemia a digiuno (mUI/L)}}{405}$$

**I valori range di normalità sono compresi tra 0,23 e 2,5 (per gli adulti) e tra 0,25 e 3,6 (per i bambini).** Se il valore ottenuto è superiore a questi parametri, vuol dire che la persona è in una condizione di insulino-resistenza. Avrà, dunque, difficoltà a dimagrire, tenderà a soffrire di steatosi epatica, accumulo di grasso nell'addome, dislipidemie, astenia, sonnolenza post prandiale, sensazione continua di fame. E nel tempo potrebbe sviluppare il diabete mellito di tipo 2. Occorre controllare con una giusta alimentazione il valore di glicemia, insulina, lipemia dopo ogni pasto per poter recuperare la sensibilità all'insulina.

### Il picco lipemico

Il picco lipemico post prandiale esprime la concentrazione dei vari lipidi presenti nel sangue dopo ogni atto alimentare: sia i lipidi esogeni, di origine alimentare, sia i lipidi endogeni, di origine epatica, cioè provenienti dal fegato.

Il picco lipemico è ritardato rispetto al picco glicemico e a quello insulinemico, infatti si verifica dopo circa 3 ore dall'inizio del pasto. Per questo motivo, a causa del susseguirsi dei pasti e del progressivo accumulo lipemico post prandiale, si possono avere alte concentrazioni di trigliceridi per tutto il giorno, come è stato rilevato in alcuni studi in cui è stato monitorato il profilo giornaliero della trigliceridemia (appunto, della presenza dei lipidi nel sangue) di un campione di pazienti mediante un glucometro portatile (lo stesso utilizzato per misurare la glicemia).

Il picco glicemico e il picco lipemico sono due condizioni di stress metabolico e ormonale, responsabili di patologia infiammatoria e degenerativa. Le anormalità del metabolismo post prandiale consistono in una prolungata permanenza in circolo sia delle particelle lipidiche di origine intestinale, quindi derivanti dalla digestione degli alimenti, sia di quelle di origine epatica (VLDL).

## Le "due digestioni" intestinali

Ogni volta che mangiamo è come se avvenissero, in successione, due tipi di digestione e assimilazione dei nutrienti. La prima ha luogo nell'intestino tenue, attraverso l'azione digestiva degli enzimi e l'assorbimento da parte dei villi intestinali dei nutrienti che poi vengono trasportati nel sangue. La seconda digestione ha luogo nel colon, dove il cibo non digerito né assorbito nell'intestino tenue viene "mangiato" e trasformato dai batteri che compongono il nostro microbiota intestinale (modulazione biologica). Se non ci fossero stati i batteri nell'intestino umano, non tutto il cibo ingerito avrebbe potuto essere utilizzato per vivere. Basti pensare ai lunghi periodi di carestia nei secoli passati: i batteri ci hanno aiutato a rimanere in vita e a vincere la fame.

### Intestino tenue: la digestione enzimatica

> **Nell'intestino tenue avviene la digestione enzimatica, cioè la trasformazione degli alimenti in molecole semplici attraverso l'azione degli enzimi provenienti dal pancreas, dalla bile, dal fegato, e degli enzimi prodotti dai microvilli dell'intestino tenue stesso.**

I villi intestinali sono strutture anatomiche poste solo nell'intestino tenue e responsabili della digestione enzimatica e dell'assorbimento delle molecole alimentari. Oggi molte persone hanno una digestione compromessa perché alcuni ingredienti purtroppo diffusissimi nei prodotti alimentari che consumiamo aggrediscono i villi intestinali. Se questi ultimi sono danneggiati, la digestione non si completa e le molecole alimentari non vengono assorbite, perché i villi sono le porte attraverso le quali i nutrienti passano dall'intestino nel sangue. Disordini e patologie intestinali nascono, quindi, dalla compromissione dei villi intestinali, che sono incapaci di riconoscere e di digerire le varie molecole artificiali o manipolate dalla tecnologia alimentare: è il caso degli additivi chimici, del glutine in quantità eccessive e dell'amido resistente. Molti prodotti a base di farina contengono, oltre al glutine, anche "amido resistente" agli enzimi digestivi e i cosiddetti AGEs (*Advanced Glycation End-products*) artificiali, molecole derivate dall'unione di glucosio e amminoacidi o grassi. Gli AGEs si formano, ad esempio, sul pane tostato, sulla superficie di cibi abbrustoliti o fritti. Poiché questi composti chimici conferiscono agli alimenti colore, sapore e aroma, l'industria alimentare aggiunge AGEs artificiali a molti prodotti (specialmente cereali, dolci, cibi confezionati), per spingerci a consumarne sempre di più. Un eccesso di tutte queste sostanze nell'organismo danneggia i villi intestinali e può creare processi infiammatori e patologici come meteorismo, stipsi, diarrea, *gluten sensitivity*, celiachia, alterato assorbimento intestinale, patologie degenerative e neoplastiche (tumori) ecc.

Gli alimenti non digeriti nel tenue proseguono il loro percorso all'interno del tubo intestinale per entrare nel colon. Per garantire il benessere del colon occorre quindi realizzare, a monte, una sana digestione enzimatica nel tenue.

## Microbiota: la modulazione biologica

Ciascuno di noi ha il proprio microbiota, unico e peculiare, costituito da spe-

**Il microbiota intestinale**

Il microbiota è l'insieme di batteri, lieviti e virus che popolano il nostro intestino, nello specifico il colon. Costituito da miliardi di cellule microbiche, il microbiota può essere considerato a tutti gli effetti un organo, con un proprio peso, che si aggira intorno a 1,5-2 kg.

cifici batteri che variano in rapporto al cibo consumato e alla storia personale. Infatti, ereditiamo dalla mamma il microbiota, un patrimonio preziosissimo che al momento della nascita va a popolare il nostro intestino e che continua a formarsi nei primi anni di vita per poi rimanere stabile. Una nascita con parto cesareo, un allattamento non al seno ma tramite latte artificiale, uno svezzamento troppo precoce e l'assunzione massiccia di antibiotici nei primi tre anni di vita possono essere cause di un microbiota che resterà per sempre "alterato", con il rischio di provocare patologie intestinali.

La composizione dei batteri intestinali varia in relazione al cibo che consumiamo. Anche da adulti, un uso costante di antibiotici e, soprattutto, uno stile alimentare poco sano, caratterizzato da uno scarso apporto di alimenti vegetali, impoveriscono la composizione del microbiota, rendendo i batteri "aggressivi", con un possibile sviluppo di diversi disturbi e patologie. Il microbiota, infatti, controlla il sistema immunitario intestinale, che rappresenta il 70% del sistema immunitario dell'intero organismo: i batteri aggressivi stimolano appunto questo sistema, che può esercitare la sua azione anche su altri organi, creando patologie auto immunitarie.

**L'obesità è in parte causata dai batteri intestinali: pertanto, se vogliamo dimagrire occorre saper nutrire bene il nostro microbiota.**
**Così come la salute, anche l'obesità nasce dall'intestino.**

Come abbiamo visto, nel colon arrivano le molecole alimentari non digerite dagli enzimi dell'intestino tenue, le qua-

## Nutrire i villi intestinali

La natura ci aiuta a combattere gli effetti negativi di un'alimentazione industriale e artificiale: infatti, ogni 3-5 giorni, l'intestino tenue garantisce la formazione di nuovi villi intestinali. Ma è fondamentale favorire e sostenere la rigenerazione dei villi attraverso un'alimentazione che metta "a riposo" il nostro intestino, mediante la sostituzione dei carboidrati semplici (prodotti a base di farina bianca) con quelli complessi (cereali integrali), un corretto apporto di fibra idrosolubile (contenuta in verdura, legumi, cereali integrali), una limitazione dei grassi saturi (formaggi stagionati, carni rosse), una giusta idratazione (abbondanti acqua, tè verde, centrifugati di frutta e verdura che forniscono anche vitamine e minerali). Vedremo in dettaglio la dieta per il riposo intestinale (vedi il Modello molecolare ovo-pesco-vegetale a pag. 65).

li vengono "consumate" dai batteri del microbiota, che svolgono un'azione di modulazione biologica: questi miliardi di microrganismi consentono al corpo umano di estrarre dalle molecole alimentari energia, vitamine, minerali e altre sostanze attive sul nostro DNA con funzione protettiva o aggressiva.

### *L'impoverimento del microbiota*

Alcune ricerche scientifiche mostrano che esiste una correlazione tra la riduzione della biodiversità agroalimentare a livello planetario e l'impoverimento della composizione e della funzionalità delle specie batteriche che abitano nel nostro intestino.

L'intestino e il microbiota si sono coevoluti insieme, per ottenere dal cibo le migliori risorse alimentari disponibili in un determinato territorio. Ma oggi abbiamo perso un rapporto virtuoso tra produzione e consumo alimentare, modificando completamente la composizione molecolare degli alimenti, e condizionando negativamente la biodiversità del nostro microbiota. Inoltre, anche le molecole che influiscono sul nostro DNA (modulatori genici) con azione protettiva, che come vedremo sono per lo più di origine vegetale e marina (pesci e alghe), possono subire profonde modifiche in rapporto alla biodiversità sia genotipica che fenotipica degli alimenti. La biodiversità genotipica indica le varietà vegetali e le razze animali che man mano sono state selezionate dall'uomo per la propria alimentazione, scegliendo gli organismi dotati di una massima resa produttiva ed economica e interrompendo invece la produzione alimentare delle varietà genotipiche con minore resa. Oltre a questa prima selezione, i modelli di produzione agroalimentare e di allevamento hanno prodotto anche una biodiversità fenotipica, cioè una variazione dei principi nutritivi contenuti nelle varietà genotipiche delle specie vegetali e animali. Le composizioni nutrizionali degli alimenti che mangiamo ogni giorno possono dunque modificarsi in rapporto a due fattori: alle varietà genotipiche scelte e alle modalità di coltivazione e di allevamento applicate. Noi mangiamo ciò che mangia l'animale allevato, ciò che l'alimento vegetale ha assorbito dal terreno nel corso di tutti i processi chimici usati per la sua coltivazione intensiva. La modifica dei principi nutritivi e delle molecole costituenti gli alimenti ha portato a una regressione dei nostri sensi, a causa della standardizzazione dei sapori e delle percezioni sensoriali, oltre che a un impoverimento del nostro microbiota intestinale, con la proliferazione di batteri nocivi a discapito di quelli "buoni" e con la conseguente comparsa di nuove patologie e disturbi dell'intestino e dell'intero organismo. Lo sviluppo di un microbiota aggressivo, infatti, non resta circoscritto al colon, poiché i batteri nocivi possono invadere altri tessuti e organi vicini, come per esempio l'apparato genito-urinario.

**La vescica, per contiguità anatomica e funzionale, è esposta ai batteri intestinali, e questo spiega la diffusione di cistiti (nelle donne) e di prostatiti (negli uomini) recidivanti.**

## Intestino e cervello

L'intestino è un organo complesso, che ancora oggi conosciamo solo in parte. Ha un sistema nervoso ben rappresentato, i cui neuroni, come quelli del cervello, si formano mentre il feto è nell'utero.

I neuroni dell'intestino sono dotati della stessa neuroplasticità dei neuroni del cervello, hanno cioè la capacità di sviluppare sinapsi (collegamenti) tra di loro. L'intestino perde la sua piena funzionalità quando questa neuroplasticità viene a mancare.

Bisogna superare la definizione di "secondo cervello", riferita all'intestino tenue. L'intestino è parte del cervello: non vi sono confini anatomici tra i due organi. Il cervello, infatti, è un organo diffuso, non è solo quello custodito all'interno della teca cranica. Esiste una vitale relazione tra "cervello cranico" e "cervello intestinale". Molte patologie nascono nell'intestino e si manifestano nel cervello cranico e viceversa. Occorre rivalutare questo filo diretto tra il cervello intestinale, che accoglie il cibo, e il cervello cranico, che governa l'intero organismo: ciascuno svolge in modo integrato e sistemico la stessa azione, coordinare ogni processo metabolico per consentire al nostro organismo di vivere.

Abbiamo ereditato una visione scientifica generata da una classificazione non sistemica ma "verticale" del corpo umano, basata sui singoli organi, cioè pratichiamo la clinica attraverso la terapia per la patologia d'organo. Invece, il nostro corpo funziona secondo una "modalità orizzontale": i vari organi comunicano tra loro per gestire in modo complesso e sistemico l'intero organismo.

La gestione del cibo è una scelta vitale che solo parzialmente è determinata dalla nostra volontà: in gran parte il nostro io metabolico è gestito dal sistema nervoso autonomo, che dialoga con l'intero organismo, che governa

## Nutrire il microbiota

Il microbiota si nutre delle molecole alimentari contenute nel cibo. È la qualità del cibo a svolgere un ruolo primario nella composizione dei batteri intestinali, alcuni dei quali, molto aggressivi, possono produrre delle molecole infiammatorie in grado di alterare il metabolismo energetico e di accumulare grasso corporeo, come il lipopolisaccaride (LPS). Alcuni alimenti sono molto efficaci per avere un sano microbiota e favorire lo sviluppo di batteri benefici e di molecole attive nel contrastare i batteri aggressivi che producono LPS, si tratta degli alimenti fermentati:
• Verdure lattofermentate • Pane con pasta madre • Yogurt con ceppi vivi • Aceto • Crauti (o cavoli fermentati) • Tempeh • Tè kombucha • Miso • Spezie e piante aromatiche.

Le verdure lattofermentate e il kefir, in particolare, sono probiotici che contribuiscono ad arricchire la popolazione batterica "buona" dell'intestino.

### Kefir

Il kefir è una bevanda probiotica ricchissima di comunità microbiche, e molto più completa dello yogurt. Viene preparata unendo latte fresco oppure acqua ai granuli di kefir (acquistabili in farmacia, in erboristeria o nei negozi biologici). Il kefir ha una composizione molto interessante, essendo costituito da oltre 15 specie diverse di microrganismi vivi e vitali, e ha caratteristiche nutrizionali e proprietà benefiche grazie al contenuto di minerali (calcio, fosforo, magnesio, zinco), amminoacidi (treonina, prolina, lisina e triptofano in particolare) e vitamine del gruppo B. Le comunità microbiche del kefir competono e combattono contro i batteri aggressivi presenti all'interno dell'intestino.
Un consumo quotidiano di kefir può aiutare a:

- regolarizzare le funzioni intestinali
- contrastare l'insediamento di germi pericolosi
- stimolare il sistema immunitario del tratto digerente

### Verdure lattofermentate

Le verdure lattofermentate sono benefiche per l'intestino perché forniscono notevoli quantità sia di fibra alimentare sia di lattobacilli, batteri "amici" dell'intestino. Si possono acquistare in negozi biologici oppure si possono preparare in casa. Il loro nome deriva dal processo di fermentazione lattica a cui vengono sottoposte le verdure che, dopo essere state lavate, asciugate e tagliate a pezzetti, vengono messe, ben pressate e con aggiunta di sale, in un vasetto di vetro a chiusura ermetica per alcuni giorni (in genere circa 15). È appunto la fermentazione che produce i lattobacilli benefici per il nostro microbiota.

il nostro profilo ormonale e comportamentale, che condiziona la gestione della nostra energia cellulare, e che trova nell'intestino la sua principale, ma non esclusiva, sede di attività.

### *Infiammazione dell'ipotalamo*

A causa dell'attuale stile alimentare, ricco di grassi animali e di carboidrati glicemici (alimenti contenenti farina) e povero di fibra (verdura, legumi e cereali integrali), nel nostro intestino si sono sviluppati dei batteri aggressivi, capaci di produrre una molecola chiamata lipopolisaccaride, in sigla LPS. Si tratta di una molecola infiammatoria, che dall'intestino passa nel sangue e arriva alle cellule di tutti gli organi, provocando decadenza strutturale e funzionale.

Quando arriva al cervello, il lipopolisaccaride fa diminuire la disponibilità di triptofano e zinco, influenzando così negativamente la neurotrasmissione cerebrale, genera un atteggiamento mentale negativo, portando la persona verso un disagio mentale, fino anche alla depressione. In particolare, il lipopolisaccaride può generare infiammazione nell'ipotalamo che, come abbiamo già visto, esercita il controllo delle nostre funzioni vitali. L'ipotalamo è anche responsabile del nostro comportamento alimentare, della perdita del grasso corporeo e, viceversa, del blocco nella perdita di peso corporeo. Se è infiammato, guida le nostre scelte alimentari verso cibi sbagliati, proprio quelli che continuano a nutrire i batteri cattivi presenti nel microbiota. Si instaura, quindi, un circolo vizioso: i problemi di peso possono nascere dall'intestino, per l'azione di batteri aggressivi che producono LPS che, a sua volta, diffondendosi attraverso il sangue, provoca infiammazione nell'ipotalamo spingendolo a richiedere all'organismo sempre più molecole alimentari come grassi e carboidrati glicemici, le quali continuano a nutrire i batteri cattivi e, di conseguenza, a farci ingrassare. Quando non si riesce a perdere peso bisogna concentrare l'attenzione sul microbiota, imparando a nutrirlo con gli alimenti giusti per mantenerlo in salute e per evitare che produca molecole tossiche che infiammano l'ipotalamo e altri organi.

## La psichiatria nutrizionale

Esiste un rapporto vitale e diretto tra l'intestino e il cervello e, quindi, tra la nutrizione e il sistema nervoso centrale. Negli ultimi anni è nata e sta prendendo piede la psichiatria nutrizionale, una disciplina che studia la relazione tra patologie psichiatriche e nutrizione, valutando gli effetti del cibo sul tono dell'umore. Il cervello è l'organo più importante del nostro corpo. Pesa circa 1,5 kg ed è composto da 100 miliardi di cellule nervose, i neuroni. Il peso del cervello è uguale per tutti, a prescindere dal peso corporeo che ciascuno di noi ha: una persona che pesa 50 kg e un'altra che pesa 80 kg hanno entrambe un cervello di 1,5 kg, con le stesse necessità nutrizionali ed energetiche.

La nostra memoria è costituita da proteine contenute nei neuroni: se la capacità cerebrale di sintetizzare le proteine nei neuroni è alterata, la memoria viene meno. Il cervello viene generato ed è composto dalle molecole introdotte ogni giorno attraverso l'alimentazione e la respirazione, ed è un grande consumatore di ossigeno. Il cervello è quindi composto da materia. Ma è anche in grado di trascendere la materia, producendo il pensiero, la poesia, la musica, l'arte: genera la spiritualità e consente il passaggio dalla materia allo spirito.

**La scelta degli alimenti quotidiani è in grado di influenzare la nostra attività cerebrale. Ogni volta che mangiamo, il nostro sangue porta le molecole nutrienti ai neuroni affinché possano svolgere la loro funzione metabolica.**

Il cervello è una rete mirabile di collegamenti tra neuroni: ogni neurone, infatti, può sviluppare fino a 100.000 contatti con altri neuroni, chiamati sinapsi. L'apprendimento di conoscenze e informazioni condiziona lo sviluppo delle sinapsi: più contatti tra i neuroni si sviluppano, più il cervello è attivo.

Quando i neuroni perdono la loro capacità di collegarsi con altri neuroni si verifica un decadimento del cervello: invecchiamento cerebrale, perdita di memoria, comparsa della demenza senile o di patologie degenerative come l'Alzheimer ecc. Più informazioni, più novità e stimoli intellettuali immettiamo nel nostro cervello, più i nostri neuroni manterranno la capacità di produrre sinapsi tra loro, mantenendo una qualità migliore del vivere. Questa capacità del cervello di restare attivo e vitale si definisce plasticità neuronale, regolata da alcune proteine chiamate neurotrofine. Queste hanno la capacità di condizionare lo sviluppo e le funzioni dei neuroni e dei loro collegamenti. Rita Levi Montalcini vinse il Nobel per la Medicina nel 1986 perché per prima scoprì la presenza del "fattore neurotrofico cerebrale" (*Nerve Growth Factor, NGF*), cioè la proteina che determina lo sviluppo del cervello umano. Prima di allora, si credeva erroneamente che il cervello fosse un organo rigido, incapace di generare nuovi neuroni, mentre la straordinaria scoperta della Montalcini ha rivelato che più usiamo il cervello, più esso resta attivo; meno lo usiamo, più il cervello decade e degenera. Il nostro cervello è lo stesso rispetto a quello che aveva l'uomo della pietra, ma la sua plasticità neuronale ha permesso lo sviluppo della civiltà. Nel futuro il nostro cervello potrà assicurare funzioni straordinarie che oggi neppure immaginiamo. Noi stessi abbiamo in mano le chiavi per determinare l'età del nostro cervello. Il cervello richiede, certo, nutrimento non materiale come emozioni, curiosità, stimoli sensoriali e culturali, conoscenze, informazioni nuove e continue, ma deve essere alimentato correttamente anche con il cibo che ogni giorno introduciamo attraverso l'alimentazione.

### Nutrire il cervello

La durata media della vita aumenta progressivamente e la popolazione con età superiore a 80-90 anni è sempre più numerosa. Occorre allora garantire la piena efficienza cerebrale, mantenendo fin da giovani l'integrità strutturale e funzionale del nostro cervello e ritardandone il decadimento.

Con l'attuale alimentazione, troppo ricca di grassi saturi e di carboidrati glicemici, e impoverita di nutrienti a causa della progressiva riduzione della biodiversità agroalimentare, esiste il concreto rischio di andare incontro a un decadimento cognitivo. Infatti, oltre all'aumento dell'obesità e di patologie degenerative ad essa correlate come il diabete o le malattie cardiovascolari, negli ultimi anni si è verificato anche un aumento di patologie psichiatriche, depressione, ansia, caduta del tono dell'umore. Lo studio del rapporto tra alimentazione e cervello è stato trascurato e sottovalutato negli anni, ma la ricerca scientifica più attuale sta sviluppando una nutrita produzione di dati utili e interessanti.

Il cervello utilizza il glucosio come fonte di energia e produce insulina in grado di gestire l'entrata del glucosio all'interno dei neuroni. Tuttavia, un eccesso di glucosio e una carenza di insulina nel cervello provocano uno stato di infiammazione sistemica che può portare al decadimento cognitivo, fino allo sviluppo di varie forme di demenza. Non a caso, il morbo di Alzheimer viene oggi definito "diabete di terzo tipo", poiché è una patologia correlata anche all'infiammazione dovuta allo squilibrio di glicemia e insulina.

**Per prevenire la decadenza cognitiva occorre seguire un'alimentazione ricca di acidi grassi omega-3, come EPA (acido eicosapentaenoico) e DHA (acido docosaesaenoico), che sono contenuti nel pesce (salmone, pesce azzurro, sgombro, sarde e acciughe) e in alcune alghe. Altro nutriente essenziale per il cervello è l'ossigeno, che arriva ai neuroni attraverso la circolazione sanguigna.**

Patologie vascolari come l'aterosclerosi causano ipossia (mancanza di ossigeno) cerebrale con progressiva atrofia (riduzione) della massa cerebrale. Occorre praticare un'attività aerobica quotidiana per assicurare corretti volumi di ossigeno al cervello e a tutto l'organismo, poiché una ossigenazione carente genera decadimento cognitivo cerebrale e decadenza funzionale ed estetica nel corpo.

### *Grasso e neuroinfiammazione*

C'è uno stretto legame tra i neuroni (cellule cerebrali) e gli adipociti (cellule del grasso), in particolare quelli del grasso addominale. Il rapporto tra il cervello e la massa grassa corporea è un argomento sempre più attuale nella ricerca scientifica mondiale.

I neuroni sono le cellule più "vecchie" del nostro corpo. Infatti, mentre tutto il resto del corpo si rinnova ogni giorno grazie alle cellule staminali, i nostri neuroni restano per sempre quelli che si sono formati in origine nella nostra vita uterina all'interno del grembo materno. Le cellule cerebrali non si rinnovano: per questo è importante non distruggerle attraverso un'alimentazione o uno stile di vita scorretti. Gli adipociti del grasso addominale producono proteine infiammatorie, le citochine, che passano dal grasso nel sangue e arrivano al cervello, dove provocano una neuroinfiammazione che, a sua volta, procura decadimento cerebrale. Il grasso addominale causa uno stato di insulino-resistenza a livello cerebrale, che porta a un ridotto metabolismo del glucosio in precise aeree del cervello, provocando dunque perdita di memoria, degenerazione cerebrale, perdita di capacità olfattiva.

**L'eccesso di grasso corporeo può generare infiammazione nel cervello, diventando responsabile del decadimento cognitivo.**

## Modulazione genica: come il cibo agisce sul DNA

La modulazione genica è l'azione delle molecole alimentari, respiratorie (ossigeno) e delle molecole prodotte dal microbiota sul DNA delle cellule umane. Il patrimonio genetico, con il suo DNA racchiuso in 46 cromosomi, è identico in ogni cellula all'interno del nostro organismo. Il nostro DNA è unico, diverso da quello di tutti gli altri esseri umani: ciascuno di noi ha la propria peculiare e personalissima impronta genetica.

Ogni cellula del corpo è autonoma nelle sue funzioni, è dotata di una vita metabolica propria ed è in grado di sopravvivere grazie alle sue strutture biologiche. D'altra parte, la singola cellula è dipendente dall'intero organismo per quanto riguarda il rifornimento delle molecole di nutrienti. Il sistema vascolare e linfatico, il sistema ormonale, il sistema nervoso, il sistema immunitario sono come dei "servizi comuni" che assicurano la gestione metabolica, energetica e genetica di ogni cellula. L'intero organismo "dialoga", quindi, con le singole cellule, con gli ormoni e con i sistemi condivisi da tutte le cellule.

Come ormai sappiamo, gli alimenti contengono molecole nutrienti essenziali per la vita delle cellule, come vitamine, minerali, fibre, polifenoli, antociani, flavonoidi, caroteni ecc. Ogni atto alimentare costituisce, dunque, l'offerta di molecole nutrienti che noi forniamo alla cellula attraverso i sistemi fisiologici dell'organismo; il DNA di ogni cellula, a sua volta, controlla e coordina la domanda e la gestione delle molecole necessarie per la vita della singola cellula.

Sta a noi saper scegliere quotidianamente i cibi in grado di assicurare salute e longevità al nostro corpo; mangiare può essere un fattore di rischio

## Il cibo e i modulatori genici

Il cibo è il principale mediatore tra l'ambiente esterno e il nostro patrimonio genetico: alcune molecole nutrienti sono in grado di agire sul patrimonio genetico condizionando l'accumulo e il rilascio degli acidi grassi saturi e l'utilizzo dell'ossigeno all'interno delle cellule. La genomica nutrizionale è la scienza che studia come le molecole contenute negli alimenti siano in grado di agire sul DNA, attivando alcuni geni o al contrario regolandoli negativamente (*up regulation* o *down regulation*). **I nutrienti che possono agire sul DNA, su singoli geni, modulando la loro espressione genica, sono detti modulatori genici, poiché orientano la risposta dei geni alle molecole arrivate all'interno delle cellule.** L'espressione genica è, infatti, il processo attraverso cui l'informazione contenuta in un gene viene convertita in una macromolecola funzionale (tipicamente una proteina, un enzima con specifiche funzioni metaboliche e ormonali).

| PRINCIPALI MODULATORI GENICI CON AZIONE PROTETTIVA | | |
|---|---|---|
| **POLIFENOLI FLAVONOIDI** | **MODULATORI GENICI** | **ALIMENTO IN CUI SONO CONTENUTI** |
| ISOFLAVONI 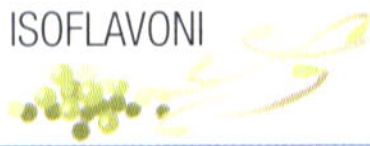 | Genisteina | Soia |
| | Daidzeina | Soia |
| FLAVONI  | Rutina | Cipolla, mela, uva, broccoli, tè |
| | Luteolina | Limone, olive, sedano |
| | Cristina | Buccia della frutta |
| | Apigenina | Sedano, prezzemolo |
| | Esperidina | Arance |
| | Tangeritina | Agrumi |
| FLAVONOLI 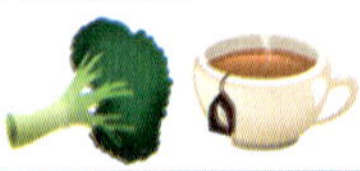 | Quercetina | Tè, cipolle, broccoli, fagioli, cereali, mele, uva |
| | Miricetina | Uva |
| | Kemferolo | Indivia, broccoli, tè |
| ANTOCIANINE 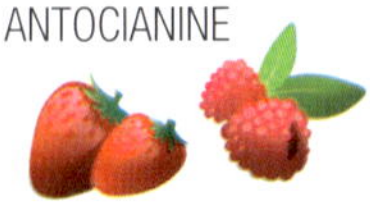 | Enina | Uva nera, vino rosso |
| | Cianidina | Uva, lamponi, fragole |
| | Delfinidina | Melanzane |
| FLAVANOLI 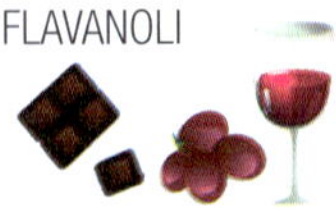 | Catechine | Mele, tè, vino, cioccolato |
| | Epicatechina | Uva nera, vino rosso |
| | Epigallocatechine | Mele, tè, vino, cioccolato |
| FLAVANONI  | Naringinina Taxifolina | Buccia e succo degli agrumi |

patologico se la scelta degli alimenti non è adeguata alla richiesta di molecole nutrienti da parte delle cellule del nostro corpo.

Garantire un'espressione genica in grado di fornire enzimi attivi sul metabolismo di glucosio, grassi e proteine è possibile attraverso l'assunzione alimentare di molecole capaci di sostenere e potenziare i sistemi biologici contro l'accumulo di massa grassa. Limitare l'intervento dietetico al controllo del bilancio energetico giornaliero (calcolo delle calorie) è riduttivo e non è sufficiente al recupero del peso forma e della salute. È invece necessario garantire in ogni singolo pasto una dose adeguata di modulatori genici, che sono di origine prevalentemente vegetale (fatta eccezione per pesci e alghe).

## Nutrizione e genetica

Ogni cellula ha un "sesso". Esiste la genomica nutrizionale di genere: l'uomo e la donna hanno, cioè, reazioni diverse allo stesso cibo, perché possiedono geni e cromosomi diversi all'interno delle loro cellule. Inoltre, tutti sappiamo che, pur seguendo lo stesso regime alimentare, alcune persone sono in sovrappeso, altre possono sviluppare malattie cardiache o allergie o patologie autoimmunitarie, altre ancora non presentano alcuna patologia e mantengono il loro peso forma.

Perché alcune persone non ingrassano pur mangiando molto, mentre altre accumulano peso e massa adiposa con estrema facilità? Come mai gli effetti dannosi di un'alimentazione non equilibrata si manifestano in maniera diversa da persona a persona? La risposta a queste domande è scritta nei geni: non esiste un corpo umano uguale all'altro perché ciascuno di noi ha il suo DNA.

Il cibo sulla tavola ha una composizione chimica e un contenuto nutrizionale che sono uguali per tutti, ma quando mangiamo, gli alimenti entrano in un organismo che ha un proprio specifico metabolismo e un profilo ormonale unico e diverso da quello di tutti gli altri esseri umani. Per questo è fondamentale conoscere il nostro corpo e scegliere il cibo attraverso un'alimentazione consapevole, per avere un metabolismo più attivo ed efficiente, raggiungere il benessere e prevenire malattie come patologie cardiovascolari, ipertensione arteriosa, diabete, cancro ecc.

# Perché e come si ingrassa

Il sovrappeso e l'obesità sono comunemente definiti dall'eccesso di peso corporeo e dall'accumulo di massa grassa. Ma l'obesità è una patologia complessa, generata da molteplici reazioni fisiopatologiche interdipendenti, che avvengono in sedi anatomiche diverse tra loro.

Il corpo e le cellule reagiscono all'arrivo delle molecole nutrienti con molteplici e contemporanee reazioni biochimiche, ormonali, geniche. Abbiamo ormai imparato che ogni volta che mangiamo il nostro patrimonio genico entra in funzione per gestire l'utilizzo delle molecole nutrienti contenute negli alimenti.

L'obesità è la patologia più diffusa sulla Terra, e lo sarà sempre di più nel prossimo futuro. Per comprendere a fondo il problema e mettere in atto soluzioni realmente efficaci, va prima di tutto riconsiderata la definizione stessa di obesità. La scienza è ormai passata da una visione statica a una visione dinamica di questa condizione.

**1. Visione statica:** prende in considerazione l'obesità anatomica, cioè l'accumulo di grasso visibile, localizzato in precise zone del corpo, variabili per sesso e per età. Non sono solo i chili di grasso a condizionare la salute e l'immagine estetica ma soprattutto la distribuzione del grasso corporeo (topografia adiposa o *fat line*). La distribuzione del grasso corporeo è influenzata dagli ormoni maschili e femminili, che reagiscono in modo diverso a un eccesso di cibo. Gli estrogeni, presenti nelle donne, fanno accumulare grasso su glutei, fianchi, cosce, gambe. Il testosterone nell'uomo, così come la carenza di estrogeni nella donna in menopausa, fanno accumulare grasso nell'addome e nella zona superiore all'ombelico. La topografia adiposa e l'eccesso di massa grassa condizionano la qualità di vita, la salute, la longevità, dunque non si possono ridurre solo a problematiche di tipo estetico.

**2. Visione dinamica:** la visione dinamica prende in considerazione l'obesità cellulare, cioè gli effetti che un eccesso di acidi grassi saturi ha sul metabolismo di ogni cellula, cioè non si sofferma a valutare solo il deposito di grasso visibile. L'obesità anatomica è preceduta e condizionata dall'obesità cellulare. Tuttavia, anche chi è in una condizione di peso forma può avere un eccesso di acidi grassi saturi all'interno delle cellule e, quindi, può essere considerato metabolicamente obeso, pur non manifestando obesità anatomica.

**La visione dinamica del metabolismo lipidico studia il viaggio delle molecole di grasso all'interno dell'intero organismo, la cui gestione condiziona la salute metabolica, il profilo ormonale, la longevità, l'efficienza funzionale ed estetica del corpo umano.**

## Il metabolismo dei grassi

Il corpo umano è costituito da circa 200 tipi diversi di cellule, ciascuna dotata di una specifica funzione, e ogni organo corporeo è composto da cellule con caratteristiche diverse tra loro. Le cellule deputate a contenere le molecole di grasso introdotto con l'alimentazione sono gli adipociti, che, nel loro insieme, costituiscono l'organo adiposo. Occorre avere un approccio sistemico e complesso verso l'organo adiposo e verso il metabolismo lipidico corporeo, per assicurare salute, forma e longevità al corpo, al nostro "Io biologico".

La topografia adiposa varia in base al sesso, all'età, all'alimentazione, all'attività motoria giornaliera, al modificarsi del profilo ormonale sessuale e, infine, in base all'azione degli acidi grassi sul patrimonio genico di ogni cellula. L'organo adiposo è diffuso in tutto l'organismo e comprende:

**1. Tessuto adiposo bianco** (WAT, *white adipose tissue*): è costituito dagli adipociti bianchi, cellule in cui vengono immagazzinati i lipidi alimentari e le molecole lipidiche prodotte nel fegato a partire dalla trasformazione dei carboidrati introdotti con l'alimentazione giornaliera (lipogenesi epatica).

**Gli adipociti bianchi sono una riserva di energia, e sono localizzati nel tessuto sottocutaneo e addominale (viscerale). Un loro eccesso si manifesta con l'accumulo di massa grassa e di peso corporeo.**

Con il passare degli anni, gli adipociti bianchi possono subire una decadenza strutturale e funzionale, possono cioè degenerare. In questa condizione, non riescono più ad accogliere al loro interno gli acidi grassi saturi, i quali vanno a collocarsi "fuori" dall'organo adiposo, nel tessuto connettivo, nella matrice extracellulare e nelle cellule costituenti altri tessuti e organi. Si sviluppa, così, l'obesità cellulare. La degenerazione degli adipociti bianchi non dipende solo dall'avanzare dell'età, ma può verificarsi anche per uno stato di insulino-resistenza, e dunque per processi di infiammazione del tessuto adiposo.

**2. Tessuto adiposo bruno** (BAT, *brown adipose tissue*): è formato dagli adipociti bruni, cellule deputate alla produzione di calore metabolico, "bruciando" gli acidi grassi saturi, per garantire la temperatura corporea costante (36 °C) al variare delle condizioni climatiche esterne al corpo.

Il grasso bruno, molto diffuso nel corpo del neonato ma meno in quello dell'adulto, è localizzato nel collo e nell'area sopraclavicolare, paravertebrale e soprarenale. La massa degli adipociti bruni è nettamente inferiore rispetto alla massa e al peso del tessuto adiposo bianco. Alla nascita questi adipociti sono già formati, mentre con il passare degli anni si riducono, creando una generalizzata sensazione di freddo, che viene percepita da molte persone da una certa età in poi.

**3. Tessuto adiposo beige** (*brite adipose tissue*): questo tessuto è costituito da un terzo tipo di adipociti, scoperti e studiati da alcuni ricercatori della Harvard Medical School di Boston. Sono localizzati all'interno del tessuto adiposo bianco e per questo sono stati definiti adipociti *brite* (*brown in white*) o beige.

Hanno caratteristiche e funzioni intermedie tra gli altri due tipi di adipociti descritti. L'esposizione al freddo, l'attività motoria, le molecole introdotte attraverso i cibi ingeriti e il profilo ormonale specifico della persona possono favorire o far diminuire la presenza di questi adipociti nel corpo.

L'attività fisica aerobica permette al muscolo di produrre un ormone, chiamato irisina, capace di differenziare gli adipociti bianchi in adipociti beige.

**La ricerca è oggi concentrata sulle azioni e sui nutrienti utili a far sviluppare gli adipociti beige, che sono in grado di "eliminare" l'eccesso di grasso accumulato all'interno degli adipociti bianchi.**

Avere una maggiore presenza di adipociti beige contribuisce a "svuotare" gli adipociti bianchi dal grasso stoccato al loro interno, quindi favorisce il dimagrimento.

## Il grasso tossico e l'insulino-resistenza

Un eccesso di acidi grassi saturi nelle cellule altera la composizione delle membrane cellulari inibendo i recettori ormonali ubicati sulle membrane stesse. Tutte le cellule sono correlate agli ormoni, secreti dalle ghiandole ormonali: tiroide, pancreas, ipofisi, surrene, testicoli, ghiandole ovariche ecc.

Gli ormoni sono molecole che gestiscono specifiche funzioni delle cellule. Alcuni ormoni "entrano" all'interno delle cellule per esercitare un'azione sul DNA cellulare, mentre altri possono interagire con le cellule da "fuori", attraverso specifici recettori ubicati sulla membrana cellulare (è il caso, per esempio, dell'insulina).

La membrana cellulare è composta da acidi grassi saturi e insaturi. Se, in rapporto all'alimentazione giornaliera, la composizione degli acidi grassi costituenti la membrana varia, anche i recettori ubicati sulla stessa vengono alterati e, di conseguenza, gli ormoni non possono più esercitare la loro azione sulla cellula. Gli acidi grassi, quindi, condizionano la funzionalità della membrana cellulare: se quest'ultima è alterata, gli ormoni non sono attivi sul metabolismo cellulare, generando gravi disfunzioni.

Per agire sulle cellule, l'insulina, ormone secreto dal pancreas sotto lo stimolo della glicemia, richiede un recettore specifico, ubicato sulle membrane cellulari. Ogni cellula del corpo umano ha migliaia di recettori per l'insulina. Tuttavia, se la cellula è inquinata da un eccesso di acidi grassi saturi, il suo DNA non è in grado di produrre il recettore (la proteina) per

### La lipotossicità

La presenza di un eccesso di acidi grassi saturi all'interno delle cellule si definisce lipotossicità: un accumulo di grasso invisibile presente nel sangue, all'interno di cellule e organi, nella matrice extracellulare e tossico per le funzioni cellulari, metaboliche, geniche e ormonali, con conseguenze negative sulla nostra salute e anche sulla nostra immagine estetica.

Quando gli adipociti bianchi non riescono più ad accogliere al loro interno gli acidi grassi saturi, questi vengono rilasciati "fuori" dall'organo adiposo, nel tessuto connettivo, nella matrice extracellulare, nelle cellule dell'intero organismo. Tra le cause di questo meccanismo figurano la degenerazione degli adipociti bianchi, i processi di infiammazione del tessuto adiposo e lo stato di insulino-resistenza.

l'insulina. Il risultato è il blocco dell'azione dell'insulina: l'ormone è presente ma non può attivarsi.

Questo è lo stato di insulino-resistenza, che come abbiamo detto è responsabile di un accumulo progressivo di grasso visibile (obesità anatomica), di steatosi epatica (grasso nel fegato), di continua sensazione di fame, sonnolenza, stanchezza, astenia.

**Perdere la sensibilità all'insulina è un fattore di rischio per patologie come obesità, sovrappeso, diabete mellito di tipo 2, ipertensione arteriosa, aterosclerosi, sindrome dell'ovaio policistico, steatosi epatica non alcolica, patologie cardiovascolari, elevati valori ematici di trigliceridi, colesterolo, acido urico, tumori maligni, riduzione del testosterone (negli uomini) e sindrome metabolica.**

## Il grasso genera grasso

Nel corpo umano la massa magra, costituita da proteine, domina sulla massa grassa. Con il passare degli anni, però, uomini e donne vanno incontro a una progressiva riduzione delle proteine e a un aumento del grasso corporeo: possono anche mantenere per sempre lo stesso peso, ma la loro composizione corporea cambia.

Il processo di invecchiamento consiste nel perdere muscolo e acqua corporea, incrementando invece il peso e il volume della massa grassa. Quando il grasso domina sulla parte magra muscolare, si arriva al *break point*, il punto di rottura, che può causare patologie croniche degenerative. Il punto è che il grasso genera grasso, cioè più grasso viene accumulato e più esso tende ad aumentare, con sempre maggiore difficoltà a recuperare un sano peso forma.

Nel tessuto adiposo bianco è presente un elevato numero di cellule staminali (cellule madri di altre cellule) che, in caso di necessità, si convertono in nuove cellule adipose allo scopo di aumentare la capacità di stoccaggio del tessuto, riuscendo ad accumulare gli acidi grassi alimentari che entrano ogni giorno all'interno del corpo.

Questa espansione della massa anatomica grassa si verifica sia per un aumento del volume degli adipociti bianchi (ipertrofia) sia per un aumento del numero degli adipociti (iperplasia) derivati dalle cellule staminali.

Finché, attraverso questo meccanismo, gli adipociti riescono ad accumulare al loro interno gli acidi grassi alimentari, il corpo umano mantiene una gestione sana delle molecole lipidiche. Quando, però, gli adipociti bianchi non riescono più ad accogliere gli acidi grassi al loro interno, si verifica un'infiammazione nell'organo adiposo, la quale, a sua volta, porta a insulino-resistenza e contribuisce al richiamo di ulteriori citochine infiammatorie, che alimentano questo circolo vizioso.

In presenza di infiammazione del tessuto adiposo, l'espansione del tessuto stesso è inibita, le cellule adipose sono ormai ipertrofiche e infiammate, e si verifica una serie di eventi che culminano con un rilascio di acidi grassi liberi (FFA, *Free Fatty Acids*) "fuori" dall'organo adiposo. I FFA vengono riversati nel sangue e raggiungono gli altri tessuti come fegato, muscoli, pancreas, ipotalamo (distretti anatomici non deputati allo stoccaggio dei lipidi), dove si accumulano e inducono ulteriore insulino-resistenza, lipotossicità, modulazione genica negativa. Si diffonde così una lipotossicità sistemica.

### *Ipertrofia: aumento del volume degli adipociti*

Il continuo stoccaggio degli acidi grassi al loro interno fa aumentare il volume degli adipociti fino a una dimensione critica, oltre la quale non si può andare, altrimenti gli adipociti esploderebbero. Per evitare questo rischio, una volta raggiunta la dimensione critica, l'adipocita modifica il suo assetto genico, la sua sintesi proteica e comincia a produrre nuove proteine, le citochine infiammatorie, che escono dall'interno degli adipociti e si accumulano nel tessuto connettivo dell'organo adiposo. In questo modo si blocca l'entrata di altri acidi grassi saturi all'interno degli adipociti, che sono colpiti da obesità cellulare, da un eccesso di grassi intracellulari.

L'obesità cellulare precede e condiziona l'obesità anatomica, cioè scatta un processo di formazione e di accumulo di nuovo grasso corporeo.

### *Iperplasia: aumento del numero degli adipociti*

Le citochine, l'eccesso di insulina e di acidi grassi saturi alimentari stimolano le cellule staminali presenti nel tessuto adiposo, che si trasformano in nuovi pre-adipociti e poi in adipociti. Questa situazione si chiama iperplasia: il numero degli adipociti in grado di stoccare acidi grassi saturi aumenta giorno dopo giorno, in un silenzioso, continuo processo di accumulo che porta ad aumentare massa adiposa e peso corporeo.

## L'accumulo di adipociti

Poiché gli adipociti sono cellule perenni, una volta formati possono vivere per decenni nel tessuto adiposo. Controllare l'introito alimentare può ridurre il volume degli adipociti, ma non il loro numero, che resta fisso nel tempo: sta qui il fallimento delle diete ipocaloriche. Infatti, appena si ricomincia a mangiare di più o in modo meno sano, gli adipociti si riempiono di nuovo e ricompare l'accumulo di grasso corporeo nelle zone anatomiche deputate allo stoccaggio dei grassi (addome, cosce, fianchi, glutei).

### *Bloccare l'eccesso di adipociti*

Per evitare la proliferazione del numero di adipociti, bisogna bloccare prima possibile la formazione di nuovi adipociti a partire dalle cellule staminali. Per fermare questo processo e recuperare il peso forma si devono perseguire due obiettivi:

1. ridurre il volume degli adipociti, bloccando il processo infiammatorio del tessuto adiposo bianco;
2. ridurre il numero degli adipociti bianchi, diminuendo la produzione di citochine infiammatorie e la conseguente infiammazione del tessuto adiposo.

**Si può dimagrire solo con un tessuto adiposo sano e non infiammato.**

L'infiammazione può essere monitorata attraverso la ricerca nel sangue della proteina C reattiva: valori superiori a 0,5 mg per 100 ml indicano che il volume e il numero degli adipociti sono in piena crescita e che è in atto uno stato di infiammazione cronica. Questa condizione va assolutamente riequilibrata, sia per perdere massa grassa e recuperare la linea, sia per preservare la salute dell'intero organismo, per la prevenzione del diabete, dell'ipertensione arteriosa, delle patologie cardiache.

## Il grasso è perdita di salute metabolica

Pensare di ridurre il peso corporeo e l'accumulo di massa grassa con la sola diminuzione dell'introito calorico è assolutamente limitante e limitato. Come abbiamo detto più volte, questa linea di intervento per arginare il sovrappeso è, purtroppo, dominante nella società attuale, e non tiene conto del fatto che l'obesità è legata a meccanismi complessi e sistemici, non lineari ma interagenti su tutto l'organismo. Con il taglio delle calorie giornaliere non si interviene sulla causa del sovrappeso, si agisce solo sui sintomi, per questo si possono ottenere solo risultati parziali e limitati nel tempo.

Il peso sulla bilancia non è un indicatore di forma fisica e di salute: non è importante solo quanto grasso c'è, ma soprattutto dove esso è localizzato. Il grasso addominale (sottocutaneo e viscerale) è il grasso più pericoloso. Oggi la ricerca scientifica concentra la sua attenzione non solo sul peso corporeo, ma sulla composizione corporea personale, sulla distribuzione del grasso e soprattutto sulla salute metabolica, intesa come mantenimento della sensibilità all'insulina. Come abbiamo visto, perdere la sensibilità alla insulina significa cadere nello stato di insulino-resistenza. In questa condizione l'obesità diventa tossica, ed è causa di patologie degenerative sistemiche, poiché non influisce più solo sul peso corporeo ma anche sul metabolismo cellulare ed energetico, sulla modulazione genica che gli acidi grassi saturi possono esercitare all'interno delle cellule.

## Grasso corporeo e cuore

In 1 kg di grasso corporeo sono presenti circa 3 km di capillari sanguigni. Pertanto, una persona con 10 kg di massa grassa in eccesso ha circa 30 km di vasi sanguigni in più, dove far scorrere i suoi 5 l di sangue. Aumentano, dunque, la pressione arteriosa e la frequenza del battito cardiaco.

L'invecchiamento è un processo infiammatorio cronico sostenuto dalla massa adiposa in eccesso: maggiore è la massa grassa corporea, più breve sarà la vita.

Il battito cardiaco indica il lavoro del cuore che pompa il sangue in tutto il corpo. La pressione arteriosa sistolica (valore massimo della pressione) è la forza con cui il cuore spinge avanti il sangue nelle arterie. La pressione diastolica (valore minimo) è la resistenza che il sangue incontra nel suo scorrere all'interno delle arterie, che riducono il loro diametro. Maggiore è la pressione (ipertensione arteriosa), maggiore è la frequenza cardiaca e più il cuore invecchia e degenera.

**La pressione arteriosa va misurata tra le 6 e le 9 del mattino, prima della colazione e prima di prendere farmaci: in questa fascia oraria si ha il valore più alto di tutta la giornata. Non si devono superare i 130 mmHg come valore massimo e i 90 mmHg come valore minimo.**

Il grasso produce ormoni che fanno salire la pressione arteriosa. Se il valore minimo supera 90 mmHg, vuol dire che le arterie hanno ridotto il loro dia-

### Come ridurre la pressione arteriosa

**Alimentazione**

- **Ridurre drasticamente il sale da cucina** e gli alimenti contenenti sodio. Il sodio trattiene acqua nelle arterie e nel tessuto connettivo. Il sodio è presente negli alimenti di origine animale (scarso, invece, nei cibi vegetali), e inoltre è nascosto in molti prodotti alimentari per favorirne l'appetibilità. Dunque, eliminare o limitare il consumo di salumi, formaggi a pasta dura, carni rosse, alimenti contenenti glutmmato monosodico.
- **Mangiare pesce** almeno 3 volte a settimana.
- **Incrementare il consumo di verdure.** Negli alimenti vegetali sono presenti potassio e magnesio, minerali antagonisti del sodio.
- **Bere acqua** con residuo fisso superiore a 500 mg/l.

**Attività fisica**

- Fare almeno **10.000 passi al giorno**, che corrispondono a 5 km. Basta dotarsi di un'applicazione conta passi nel proprio cellulare.
- Eseguire ogni giorno **esercizi di resistenza** per incrementare la massa magra muscolare nelle braccia, nel tronco e nell'addome, nelle gambe e nei glutei. Perdere massa muscolare, come abbiamo visto, significa invecchiare. In particolare, si inizia a perdere muscolo nei glutei, con grave alterazione della postura e con senso di debolezza nelle gambe.
- Eseguire quotidianamente **attività aerobica** come camminata veloce, corsa, bicicletta, tapis roulant, cyclette, step ecc.

metro per aterosclerosi. Riducendo la massa grassa, anche la pressione scende e il cuore non si affatica.

Con il passare degli anni la pressione arteriosa tende ad alzarsi perché si perde massa muscolare che viene sostituita dal grasso accumulato nell'addome. Anche la glicemia influenza la pressione: avere elevati picchi di glicemia dopo i pasti causa un incremento di secrezione di insulina che, a sua volta, genera un brusco innalzamento della pressione arteriosa. L'insulina, infatti, trattiene più sodio all'interno dell'organismo, inducendo un aumento dell'acqua nel sistema vascolare, con impegno del cuore e innalzamento dei livelli di pressione arteriosa.

## La sindrome metabolica

La sindrome metabolica è la patologia più diffusa nelle donne dopo la menopausa, che vengono colpite da patologie cardiovascolari in percentuale maggio-

### I sintomi della sindrome metabolica

Come indicato dalla International Diabetes Federation, i sintomi della sindrome metabolica sono:

1. Obesità viscerale, definita come circonferenza ombelicale, nelle donne ≥ 80 cm, negli uomini ≥ 94 cm
2. Glicemia superiore a 100 mg/100 ml
3. Alti livelli di trigliceridi ≥ 150 mg/100 ml
4. Bassi livelli di colesterolo HDL, negli uomini < 40 mg/100 ml, nelle donne < 50 mg/100 ml
5. Pressione arteriosa ≥ 130 mmHg (sistolica) e 85 mmHg (diastolica)

Chi ha tre sintomi clinici tra i cinque indicati soffre di sindrome metabolica. I sintomi possono essere curati con dei farmaci, ma se non viene rimossa la causa, cioè la lipotossicità, la persona non guarisce.

re rispetto ai loro coetanei di sesso maschile, ma può interessare anche i bambini. La sindrome metabolica è caratterizzata da un insieme di segnali e sintomi clinici, generati dalla resistenza all'insulina da parte dell'organismo umano. La sua causa primaria è la lipotossicità. Nella definizione di sindrome metabolica non viene preso in considerazione il peso corporeo, ma contano la circonferenza addominale e altri parametri metabolici. Pertanto questa patologia può interessare sia persone in grave sovrappeso sia persone normopeso ma metabolicamente obese.

## Il grasso addominale è il più pericoloso per la salute

Il grasso viscerale è causa di decadenza funzionale ed estetica.

Con il passare degli anni, uomini e donne tendono ad accumulare grasso nell'addome. Le cause sono sia alimentari che ormonali: infatti, la distribuzione del tessuto adiposo è sotto il diretto controllo degli ormoni maschili e femminili.

Sull'addome è presente uno strato di grasso sottocutaneo, al di sotto del quale si trovano i muscoli addominali e poi la cavità addominale, dove sono ubicati i visceri, l'intestino, il fegato, il pancreas e altri organi, e dove è collocato il grasso viscerale.

Tre sono le zone anatomiche di accumulo di grasso corporeo:

1. il tessuto adiposo sottocutaneo in prevalenza gluteo-femorale, nella donna in età fertile;
2. il tessuto adiposo sottocutaneo addominale, negli uomini e nelle donne in menopausa;

## Il sistema linfatico: il drenaggio metabolico

Per dimagrire bisogna favorire l'uscita degli acidi grassi liberi (FFA) dagli adipociti, e per allontanarli dal tessuto adiposo bianco bisogna garantire la presenza di una rete adeguata di capillari linfatici, il cui numero e la cui efficienza dipendono dalle cellule del tessuto connettivo dell'organo adiposo, che sono chiamate fibroblasti.
Un eccesso di glucosio e di acidi grassi saturi nella matrice extracellulare dell'organo adiposo e di altri organi compromette la funzione dei fibroblasti nella produzione di collagene, acido ialuronico, proteoglicani e altre componenti del tessuto connettivo. Così, il tessuto connettivo si destruttura e, di conseguenza, anche il sistema linfatico si indebolisce.
Nell'organo adiposo i capillari linfatici non si sviluppano al pari dei capillari sanguigni, determinando il ristagno degli acidi grassi nella matrice extracellulare. **Il ristagno della linfa favorisce un incremento della massa adiposa**. Gli acidi grassi liberati dagli adipociti non possono lasciare la matrice extracellulare nel tessuto adiposo bianco per carenza di capillari linfatici. Questa condizione impedisce il dimagrimento.
L'interazione tra adipociti bianchi e fibroblasti è determinante nel controllo del peso corporeo, nell'accumulo e nella riduzione di massa grassa. Per questo è importante agire non solo sugli adipociti bianchi ma anche sui fibroblasti, in una terapia per combattere l'obesità e le patologie infiammatorie e degenerative a essa correlate.

**3.** il grasso viscerale custodito all'interno della cavità addominale, avvolgente i visceri, il più pericoloso e grave per la salute.

Il grasso viscerale è composto da adipociti voluminosi, responsabili della secrezione di citochine infiammatorie e di acidi grassi liberi (FFA). Queste molecole lipidiche e infiammatorie sono drenate dal sistema linfatico addominale per essere veicolate verso il dotto toracico, che porta il grasso nel sangue venoso. In condizioni di insufficiente drenaggio metabolico del sistema linfatico, si creano condizioni di difficile rimozione della massa adiposa dal grasso viscerale, che aumenta il suo volume, contribuendo all'espansione della circonferenza addominale, cioè della pancia. Un insufficiente linfodrenaggio del sistema linfatico addominale costituisce un ostacolo al ritorno della linfa dagli arti inferiori, con possibile formazione dapprima di linfedema (ritenzione idrica, edemi degli arti inferiori), e poi di lipedema (gambe gonfie e doloranti). Sulla circonferenza addominale incidono anche l'igiene e il benessere intestinale: essendo l'intestino un organo cavo, il cibo può restarvi per un lungo periodo, dando la possibilità ai batteri del microbiota di produrre gas e altre molecole aggressive sulle pareti intestinali, e di entrare nel sangue per diffondersi in tutto l'organismo. La sera, la circonferenza addominale può aumentare rispetto alla mattina, proprio a causa della produzione di gas intestinale durante la giornata alimentare.

Inoltre il grasso viscerale contribuisce alla comparsa di steatosi epatica, con un aumento delle transaminasi e in particolare della proteina C reattiva, prodotta dal fegato. In queste condizioni si sviluppa lo stato di insulino-resistenza, con netta difficoltà a perdere grasso e peso corporeo. Le diete di tipo chetogenico (basate sull'eliminazione dei carboidrati e sull'abbondanza di proteine, specialmente di origine animale) contribuiscono a far passare gli acidi grassi saturi (FFA) dal grasso viscerale nel fegato, generando possibile steatosi epatica. In casi come questo, perdere peso non si rivela salutare.

## Come ridurre la pancia

La riduzione del grasso viscerale è una scelta consapevole di medicina preventiva. Per ridurre la circonferenza addominale e la ritenzione idrica negli arti inferiori, scaricare il fegato dai grassi, migliorare le funzioni del sistema linfatico, l'igiene e il benessere intestinale, è fondamentale:

- ridurre il consumo di alimenti contenenti acidi grassi saturi (tutti gli alimenti di origine animale a eccezione del pesce),
- limitare la dose giornaliera dei carboidrati glicemici, preferendo cereali integrali, legumi (meglio lenticchie e ceci), semi oleosi, ed eliminando gli alimenti a base di farina.

# La dieta per un metabolismo felice

Siamo partiti con l'obiettivo di conoscere il nostro metabolismo e i suoi meccanismi per scoprire come fare a mantenerci in salute e in forma. Abbiamo acquisito consapevolezza degli effetti che il cibo esercita sui nostri organi e non solo sul peso corporeo. Siamo quindi passati dalla centralità del peso alla considerazione di un concetto molto più importante e ampio, quello della salute metabolica. Abbiamo fatto un viaggio all'interno del corpo umano insieme alle molecole alimentari e respiratorie, e abbiamo preso coscienza di fenomeni come l'obesità cellulare, la lipotossicità e l'insulino-resistenza.

Abbiamo anche imparato che ogni volta che mangiamo il nostro organismo si modifica: cambia l'intestino, cambia il metabolismo cellulare, cambiano i profili ormonale e genico. La scelta delle molecole alimentari in ogni pasto condiziona l'igiene e il benessere del nostro microbiota intestinale. Il cibo diventa parte di noi attraverso l'intestino, che trasforma il cibo ingerito da *non self*, cioè estraneo al corpo umano, in *self*, cioè in componenti essenziali e vitali del nostro organismo. L'intestino è un organo in grado di modulare il sistema nervoso centrale, il sistema immunitario, il sistema ormonale e l'intero metabolismo cellulare. Dunque, ogni atto alimentare è davvero un evento biologico complesso e sistemico che coinvolge l'intero organismo.

Non è il calcolo giornaliero delle calorie a determinare un metabolismo efficiente ma il saper scegliere gli alimenti a ogni pasto in base alla qualità dei loro nutrienti e il combinarli imparando ad assecondare il senso di sazietà.

Il piano alimentare proposto mira a liberare le cellule dall'eccessiva presenza degli acidi grassi saturi accumulati al loro interno. In questo modo si può ridurre l'obesità cellulare nel nostro organismo, fino all'eliminazione della lipotossicità delle molecole lipidiche. Il metodo è definito molecolare perché è basato sulle molecole, sul contenuto nutrizionale degli alimenti. Per realizzare un metabolismo felice e raggiungere gli obiettivi di salute metabolica e di felicità che abbiamo individuato nella parte iniziale del volume, occorre applicare il metodo molecolare di alimentazione consapevole, agendo attraverso due azioni combinate, costituite da due diverse fasi nutrizionali consecutive:

1. **Modello molecolare ovo-pesco-vegetale:** fase intestinale del metodo molecolare, della durata di 2 settimane.
2. **Modello molecolare fase anabolica:** basato sull'alternanza di pasti anabolico-proteici e glucidici, della durata di 5 settimane.

# 1. Modello molecolare ovo-pesco-vegetale

La prima fase della dieta mira a depurare l'intestino attraverso la limitazione nell'assunzione di acidi grassi saturi, grazie a una dieta prevalentemente vegetale.

Un'alimentazione integralmente o parzialmente vegetale è funzionale per ridurre, fino a eliminare, la lipotossicità sistemica e lo stato di insulino-resistenza. Si è scelto deliberatamente di non utilizzare i termini "vegano" e "vegetariano" poiché sono definizioni considerate superate dall'approccio molecolare della Scienza dell'Alimentazione. Certamente la scelta di mangiare vegetale, con l'esclusione di ogni alimento di origine animale, è anche una decisione di tipo etico, ma oggi stanno emergendo con sempre maggiore evidenza valide motivazioni medico-scientifiche che possono supportare questo stile di vita. La dieta vegetale, infatti, favorisce il controllo dell'obesità e del sovrappeso, l'eliminazione della lipotossicità, la riduzione del colesterolo nel sangue, il controllo della glicemia nei soggetti diabetici, diminuisce il rischio di sviluppare patologie cardiovascolari, ipertensione arteriosa e diverse altre patologie degenerative croniche.

In questi anni la ricerca scientifica sta realizzando scoperte significative e innovazioni in grado di superare gli schemi di pensiero del passato, pur ritenuti finora fondati e validi. Nel mondo della nutrizione in particolare, stiamo assistendo a un cambiamento di paradigma, che si verifica quando "una visione del mondo concettuale viene sostituita da un'altra". Le scoperte della genomica nutrizionale, come i modulatori genici vegetali e marini o il ruolo del microbiota intestinale nella digestione, oltre al superamento del calcolo giornaliero delle calorie, hanno letteralmente rivoluzionato il rapporto cibo-corpo.

Il confronto nutrizionale tra una dieta a base vegetale e una a base di carne ha spostato il paradigma dal "rischio di carenza" al "rischio di eccesso", dimostrando che la dieta a base vegetale è ottimale per lo stato di salute del corpo umano. Questo perché con una dieta vegetale integrale, anche "part time", come di seguito proposto, si riduce in modo netto il carico alimentare giornaliero di acidi grassi saturi e di colesterolo, contenuti negli alimenti animali.

L'intervento nutrizionale di 2 settimane secondo il modello ovo-pesco-vegetale mira a limitare la presenza di acidi grassi saturi liberi (FFA) nel sangue e all'interno delle cellule.

Gli acidi grassi saturi sono necessari per mantenere la temperatura corporea, che deve stare sempre sopra ai 36 °C. Per ottenere questa temperatura, gli adipociti bruni (che potremmo definire i "termosifoni corporei") bruciano solo gli acidi grassi saturi. Se, grazie a un'alimentazione vegetale integrale, non introduciamo questi grassi con i cibi, il corpo umano utilizzerà come "combustibile" il grasso accumulato, cioè i suoi stessi acidi grassi saturi, riducendo sovrappeso, obesità e lipotossicità sistemica. In questo modo si riattiva il metabolismo cellulare. In altre parole, dato che la maggior parte (il 60%) dell'energia richiesta dal corpo umano ogni giorno viene spesa per produrre e mantenere la temperatura corporea, possiamo dire che con questa dieta utilizziamo la temperatura corporea per dimagrire.

## Come funziona

Il modello di alimentazione molecolare ovo-pesco-vegetale è basato su schemi di scambio, cioè di alternanza molecolare, tra gli alimenti, ed è articolato in tre cicli da cinque giorni. Ciascun ciclo prevede 4 giorni a base di alimenti del tutto vegetali e 1 giorno con l'aggiunta anche di uova e pesce, oltre alla base vegetale.

Questa fase iniziale del metodo molecolare di alimentazione consapevole mira a favorire il ricambio cellulare intestinale per ripristinare l'integrità strutturale e funzionale dei villi intestinali, per attivare la digestione enzimatica e per modulare in modo efficace la composizione del microbiota gastroenterico, come scelta primaria di salute metabolica e di riduzione dell'eccesso di grasso corporeo.

Questa fase dura 2 settimane, ma potrà essere seguita ogni qual volta si vorrà recuperare un benessere intestinale che risulti eventualmente com-

## MODELLO MOLECOLARE OVO-PESCO-VEGETALE
## SCHEMA DI BASE

### 4 GIORNI CON ALIMENTI DEL TUTTO VEGETALI

↓

I 4 giorni con **alimenti vegetali** hanno l'obiettivo nutrizionale di ridurre l'introito di acidi grassi saturi con effetto di mobilitazione della riserva lipidica corporea, attivata per garantire la temperatura corporea e l'energia necessaria all'organismo.

### 1 GIORNO CON UOVA + UNA PORZIONE DI PESCE + VEGETALI

↓

Il quinto giorno prevede la presenza di **due uova** e **una porzione di pesce**, per garantire adeguato apporto nutrizionale di omega-3, EPA, DHA, vitamina B12, ferro e altri nutrienti. La giornata alimentare è completata da alimenti vegetali.

Il modello può essere ripreso dopo il giorno ovo-pesco-vegetale, iniziando di nuovo i 4 giorni integralmente vegetali.

Terminati i tre cicli (15 giorni), si passa alla fase anabolica del metodo molecolare, con pasti anabolico-proteici e pasti glucidici.

promesso. Gli obiettivi nutrizionali del modello ovo-pesco-vegetale sono:

- igiene e benessere intestinale e attivazione di una migliore connessione tra cervello e intestino;
- nutrimento del microbiota intestinale in modo da sostenere la sua azione metabolica, immunitaria e neurotossica;
- lavaggio linfatico e bonifica della matrice extracellulare per favorire una migliore nutrizione e ossigenazione cellulare;
- riduzione degli acidi grassi saturi all'interno delle cellule nell'intero organismo (lipotossicità) e conseguente riduzione dell'infiammazione sistemica.

**MODELLO MOLECOLARE OVO-PESCO-VEGETALE: FASE INTESTINALE (DURATA 2 SETTIMANE)**

|  |  | |  |
|---|---|---|---|
| **PRIMA SETTIMANA** | 1° giorno | → | vegetale integrale |
| | 2° giorno | → | vegetale integrale |
| | 3° giorno | → | vegetale integrale |
| | 4° giorno | → | vegetale integrale |
| | **5° giorno** | → | **ovo - pesco - vegetale** |
| | 6° giorno | → | vegetale integrale |
| | 7° giorno | → | vegetale integrale |
| **SECONDA SETTIMANA** | 1° giorno | → | vegetale integrale |
| | 2° giorno | → | vegetale integrale |
| | **3° giorno** | → | **ovo - pesco - vegetale** |
| | 4° giorno | → | vegetale integrale |
| | 5° giorno | → | vegetale integrale |
| | 6° giorno | → | vegetale integrale |
| | 7° giorno | → | vegetale integrale |

NB: per comodità si fornisce lo schema della dieta articolato nel corso delle 2 settimane anziché suddiviso in tre cicli da 5 giorni.

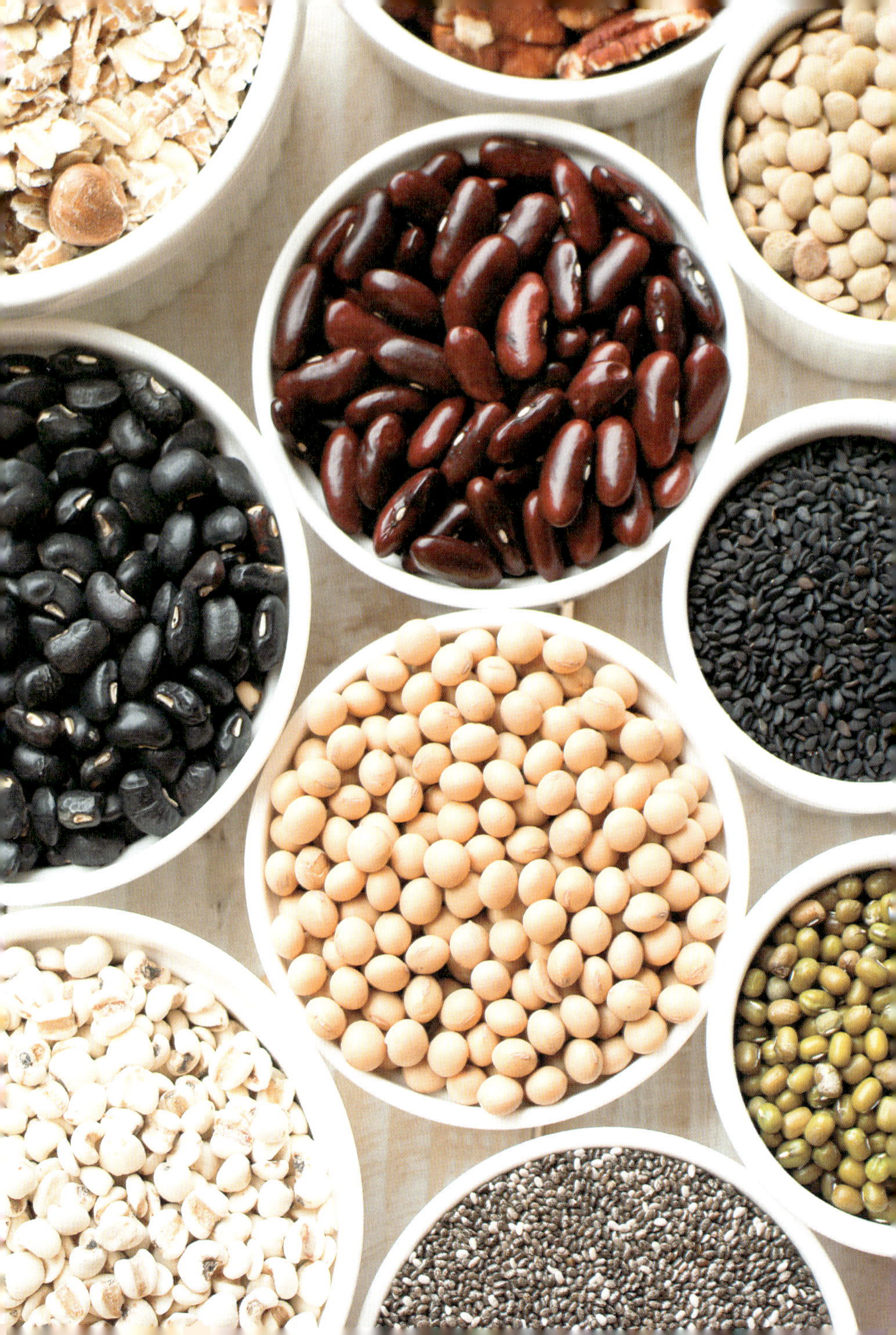

## LINEE GUIDA GENERALI

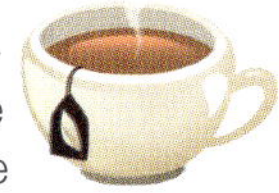

- Bere una bevanda calda (tè verde o tisana) a colazione, ma volendo anche durante i pasti, per favorire il riflesso gastro-colico utile per l'igiene e il benessere intestinale. Bere acqua prima, durante e dopo ogni pasto.
- La colazione prevede la combinazione alimentare tra cereali e semi oleosi per ottenere un adeguato profilo nutrizionale tra carboidrati e proteine.
- Iniziare ogni pasto con 2 bicchieri di acqua e un piatto di verdura cruda di stagione. Il consiglio è quello di preparare un piatto di insalata a foglia verde mescolata con ortaggi fibrosi (pomodori, sedano, cetrioli, carote ecc.), il tutto finemente tritato per agevolare la digestione gastrica, cioè diminuire il tempo di permanenza del cibo nella cavità gastrica.

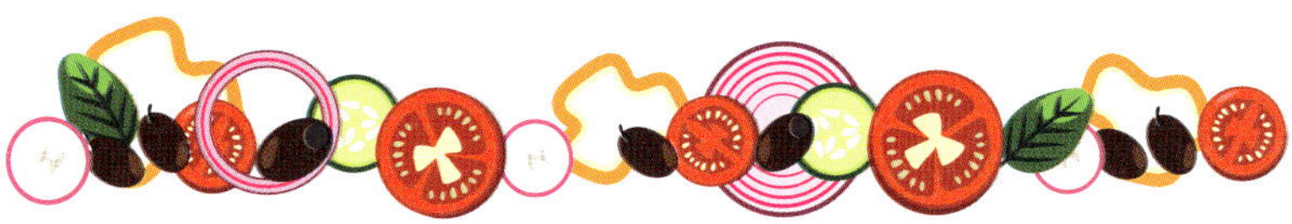

- Consumare cereali interi, non ridotti a farina, poiché (come pure i legumi e la verdura) contengono fibra idrosolubile, che nell'intestino tenue forma con l'acqua un gel che protegge i villi, e ha anche una positiva azione prebiotica nel colon. I cereali si possono consumare lessati o sotto forma di zuppe o minestre, anche in passati di legumi o in insalata con verdure crude o cotte.
- I legumi possono essere consumati lessati in insalata o in associazione con cereali.
- Le dosi indicate di olio extravergine di oliva sono 3 cucchiaini a pranzo e 2 cucchiaini a cena.
- Concludere ogni pasto con un piatto caldo di verdura cotta. In alternativa, se è una scelta gradita, si possono utilizzare varie verdure cotte a piacere per realizzare un minestrone, un passato di verdura o un brodo vegetale.
- Durante la giornata si possono assumere estratti/centrifugati misti di verdura (80%) e frutta di stagione (20%), che creano un'appagante sensazione di sazietà. I centrifugati vanno consumati lontano dai pasti, nello spuntino di metà mattina o del pomeriggio.
- Le porzioni degli alimenti glucidici e proteici sono fornite nello schema giornaliero della dieta (alle pagine seguenti), mentre le porzioni delle verdure sono sempre libere.

| | |
|---|---|
| **CIBI SÌ** | Cereali integrali (interi, non ridotti a farina)<br>Legumi<br>Verdura cruda e cotta<br>Pesce (nel giorno consentito)<br>Uova (nel giorno consentito)<br>Estratti a base di frutta e verdura<br>Alimenti fermentati e verdure latto-fermentate<br>"Latti" vegetali<br>Aceto di vino o di mele<br>Olio extravergine di oliva |
| **CIBI NO** | Carne (di ogni tipo)<br>Latte e derivati<br>Frumento: pasta e farina di frumento<br>Sale (va quanto meno limitato fortemente) |

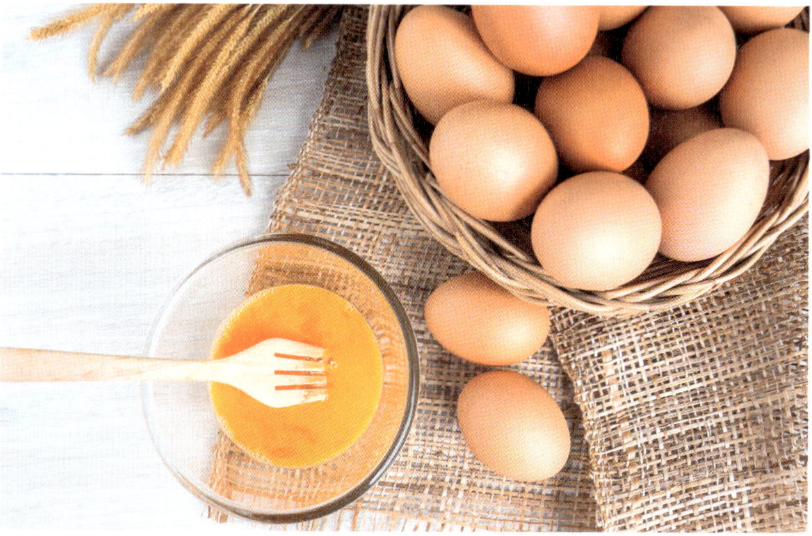

## MODELLO OVO-PESCO-VEGETALE

# Schema giornaliero della dieta: giorni vegetali

## Colazione:

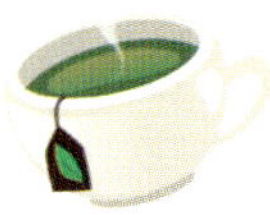

Una **bevanda calda**:
tè, tisana, orzo, acqua calda e limone

\+ **una tazza di "latte" vegetale**: di avena, soia, riso, mandorla ecc.

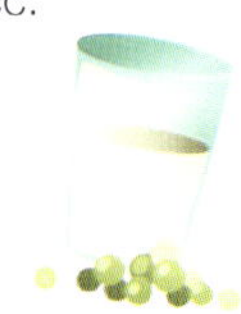

\+ **2 cucchiai di cereali**
(fiocchi di avena, farro soffiato, quinoa soffiata, miglio soffiato)
**o 1 fettina di pane integrale di grano saraceno**

\+ **semi oleosi**: un cucchiaio di pinoli o di pistacchi
o un cucchiaino di semi di lino triturati
o 10 mandorle o 3 noci o 8 nocciole

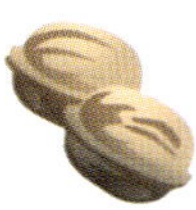

\+ **un caffè** non zuccherato (se gradito)

## Spuntino mattina:

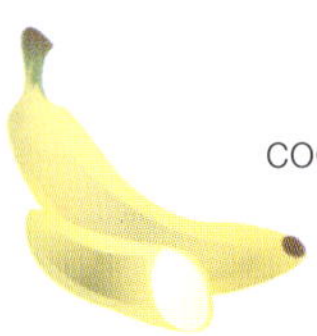

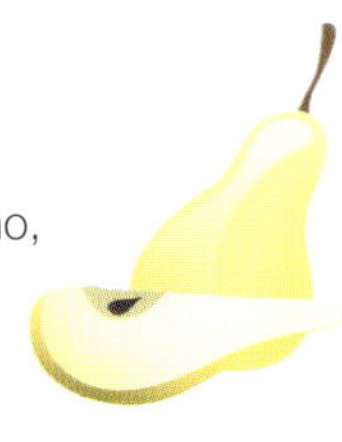

una porzione di **frutta fresca**
(pera, mela, arancia, kiwi, banana,
cocomero, melone, albicocche, pompelmo,
pesca, nespole,
fragole, susine, prugne, uva)
o una spremuta di arancia
o di pompelmo
o un estratto/centrifugato di frutta/verdura

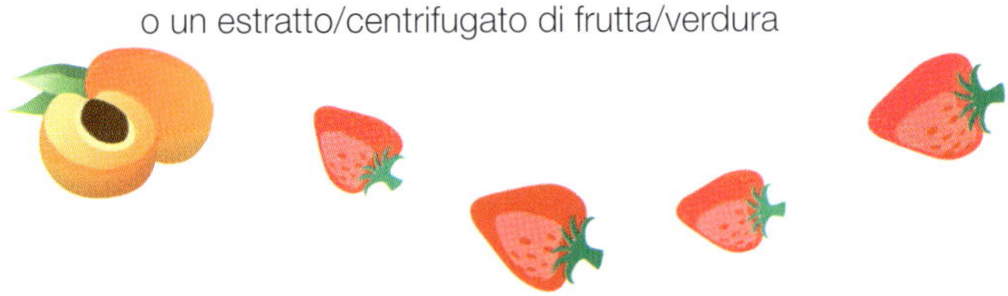

## Pranzo:

2 bicchieri di **acqua** + una porzione libera di **insalata mista con verdura cruda**: lattuga, indivia, rucola, scarola, soncino, radicchio, pomodori, cetrioli, sedano, carote, peperoni, ravanelli, carciofi, finocchi, cipolla ecc.

+ **70 g di cereali** (peso da crudi): riso integrale, riso venere, riso rosso, farro, orzo perlato, grano saraceno, quinoa, miglio, amaranto, avena, cous cous, pasta integrale di grano saraceno o di riso integrale o di mais
oppure
**70 g di legumi** secchi o freschi (peso da crudi): ceci, fagioli, lenticchie, fave, piselli, cicerchie, soia, pasta di farina di ceci, farinata, hummus
oppure
**300 g di patate** cotte (peso al netto degli scarti)

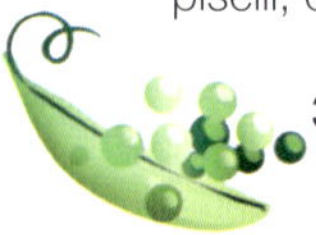

## Spuntino pomeriggio:

una porzione di **frutta fresca** o una spremuta di arancia o di pompelmo o un estratto/centrifugato di frutta/verdura

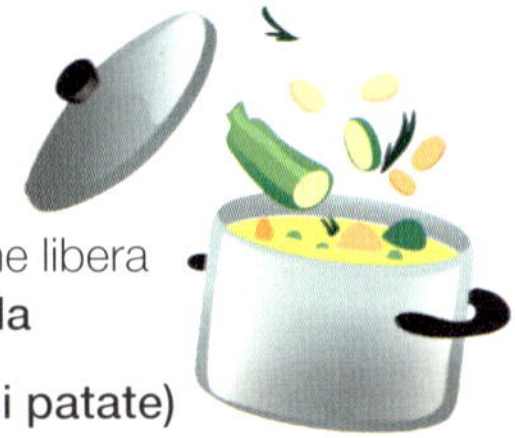

## Cena:

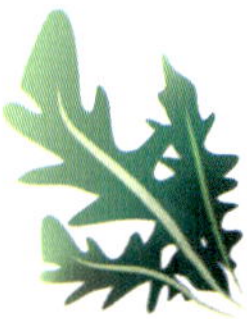

come il pranzo
(2 bicchieri di acqua + una porzione libera di insalata con **verdura cruda**

+ **70 g di cereali e/o di legumi o di patate)**

+ una porzione libera di **verdura cotta** o una zuppa o un passato di verdure: bietola, broccoli, cavoli, carote, melanzane, zucchine, finocchi, rape, spinaci, fagiolini, cicoria ecc.

## Condimenti:

olio extravergine di oliva (3 cucchiaini a pranzo e 3 cucchiaini a cena), aceto di mele, aceto di vino, succo di limone, erbe e spezie (prezzemolo, basilico, origano, pepe, curcuma, peperoncino, zenzero ecc.), miele (1 cucchiaino a colazione, se gradito)

## MODELLO OVO-PESCO-VEGETALE

# Schema giornaliero della dieta: giorni con pesce + uova + vegetali

## Colazione:

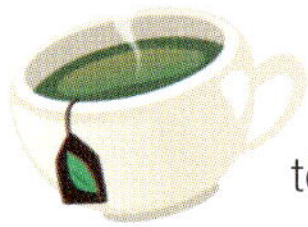

una **bevanda calda**:
tè, tisana, orzo, acqua calda e limone)

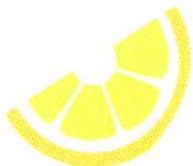

+ **una tazza di “latte” vegetale**: di avena, soia, riso, mandorla ecc.

+ 2 cucchiai di cereali
(fiocchi di avena, farro soffiato, quinoa soffiata, miglio soffiato)
o 1 fettina di pane integrale di grano saraceno

+ **semi oleosi**: un cucchiaio di pinoli o di pistacchi
o un cucchiaino di semi di lino triturati
o 10 mandorle o 3 noci o 8 nocciole

+ **un caffè** non zuccherato (se gradito)

## Spuntino mattina e pomeriggio:

una porzione di **frutta fresca**
(pera, mela, arancia, kiwi, banana,
cocomero, melone, albicocche, pompelmo,
pesca, nespole,
fragole, susine, prugne, uva)
o una spremuta di arancia
o di pompelmo
o un estratto/centrifugato di frutta/verdura

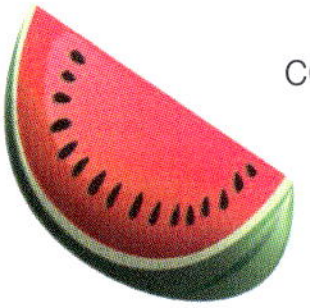

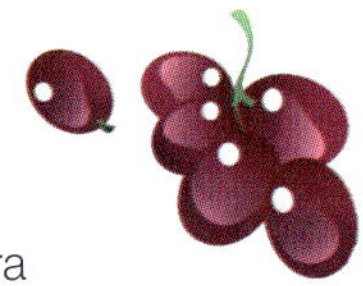

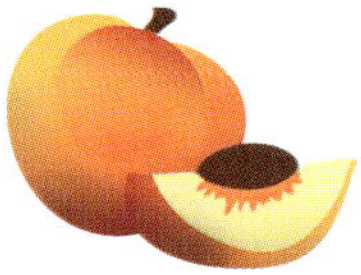

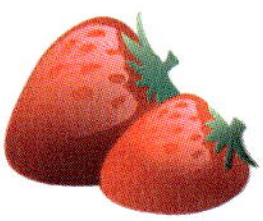

## Pranzo e cena:

*(Il pesce e le uova vanno alternati:*
*si può scegliere liberamente quale dei due a pranzo e quale a cena)*

**180/200 g di pesce**
(dentice, nasello, palombo, rombo,
orata, alici, pesce San Pietro, sogliola, spigola, merluzzo ecc.)
oppure
**2 uova + 60 g di pane**

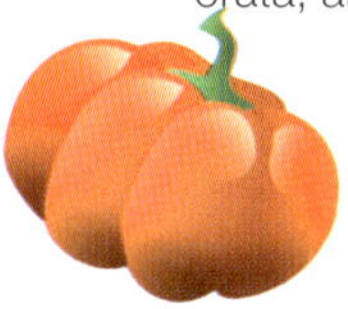

+ una porzione libera di **verdura cotta**
o una zuppa
o un passato di verdure: bietola, broccoli, cavoli,
carote, melanzane, zucchine, finocchi, rape, spinaci,
fagiolini, cicoria ecc.

## Condimenti:

Olio extravergine di oliva (3 cucchiaini a pranzo e 3 cucchiaini a cena),
aceto di mele, aceto di vino, succo di limone, erbe e spezie
(prezzemolo, basilico, origano, pepe, curcuma, peperoncino, zenzero ecc.),
miele (1 cucchiaino a colazione, se gradito)

# MODELLO OVO-PESCO-VEGETALE

## *Esempio di menu settimanale*

Si propone di seguito un esempio di menu settimanale, per facilitare l'applicazione dello schema della dieta nel quotidiano. Questa prima fase di riposo intestinale, che segue il modello ovo-pesco-vegetale, prevede cicli da 5 giorni: 4 giorni a base di alimenti del tutto vegetali (nell'esempio, dal lunedì al giovedì) e 1 giorno con l'aggiunta anche di uova e pesce (nell'esempio, il venerdì). Il sesto giorno (nell'esempio, il sabato) si ricomincia il ciclo, con pasti solo a base di vegetali, e così via fino a concludere l'intera fase della dieta, della durata di 15 giorni.

13/9/21

### LUNEDÌ

63,1

| | |
|---|---|
| **COLAZIONE** | Una tazza di tè verde non zuccherato<br>Un bicchiere di latte vegetale di avena<br>Una fetta di pane di grano saraceno<br>3 noci<br>Caffè non zuccherato, se gradito |
| **SPUNTINO MATTINA** | Un kiwi |
| **PRANZO** | Insalata di soncino e rucola<br>Risotto piccante al finocchio (vedi pag. 107) |
| **SPUNTINO POMERIGGIO** | Una tazza di orzo o tè verde non zuccherato<br>Centrifugato/estratto di mela e carote |
| **CENA** | Indivia di spinacini con avocado<br>Zuppa di lenticchie<br>Finocchi al vapore |

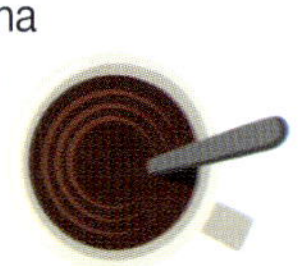

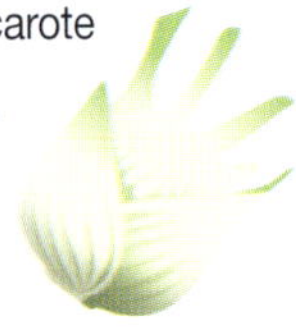

## MARTEDÌ

| | |
|---|---|
| **COLAZIONE** | Una tazza di tè verde non zuccherato<br>Un bicchiere di latte vegetale<br>2 gallette di riso o di mais<br>6 mandorle<br>Caffè non zuccherato, se gradito |
| **SPUNTINO MATTINA** | Una spremuta di arancia |
| **PRANZO** | Insalata di radicchio<br>Farro con funghi<br>Cuori di carciofi al forno |
| **SPUNTINO POMERIGGIO** | Una tazza di orzo o tè verde non zuccherato<br>Centrifugato/estratto di pompelmo e pera |
| **CENA** | Insalata mista con noci<br>Scaloppine di seitan ai 3 peperoni (vedi pag. 156)<br>Spinaci al limone |

## MERCOLEDÌ

| | |
|---|---|
| **COLAZIONE** | Una tazza di tè verde non zuccherato<br>Un bicchiere di latte vegetale<br>2 cucchiai di quinoa soffiata<br>6 nocciole<br>Caffè non zuccherato, se gradito |
| **SPUNTINO MATTINA** | Un succo di melagrana |
| **PRANZO** | Insalata di ravanelli e valeriana<br>Zuppa di fagioli e orzo<br>Cipolle al forno |
| **SPUNTINO POMERIGGIO** | Una tazza di orzo o tè verde non zuccherato<br>Centrifugato/estratto di barbabietole e mela |
| **CENA** | Insalata mista<br>Vellutata di zucchine e verdure caramellate<br>(vedi pag. 164)<br>Verza stufata |

## GIOVEDÌ

| | |
|---|---|
| **COLAZIONE** | Una tazza di tè verde non zuccherato<br>Uno yogurt di soia<br>Una fetta di pane di segale con un velo di marmellata<br>Un cucchiaio di pinoli<br>Caffè non zuccherato, se gradito |
| **SPUNTINO MATTINA** | 2 clementine |
| **PRANZO** | Insalata di lattuga e rucola<br>Farro con verdure<br>Scarola ripassata |
| **SPUNTINO POMERIGGIO** | Una tazza di orzo o tè verde non zuccherato<br>Smoothie asparagi mela verde e menta (vedi pag. 184) |
| **CENA** | Insalata di soncino<br>Risotto con zucca<br>Bietola al vapore |

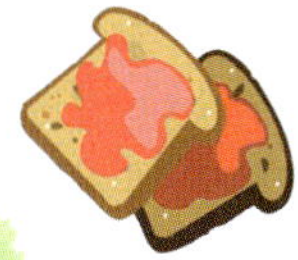
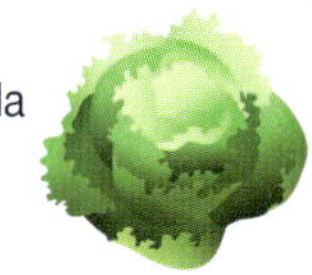
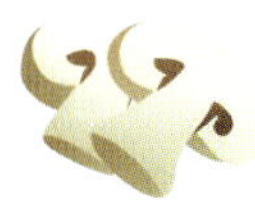

## VENERDÌ (UOVA-PESCE)

| | |
|---|---|
| **COLAZIONE** | Una tazza di tè verde non zuccherato<br>Uno yogurt magro<br>Una fetta di pane di segale con un cucchiaino di miele<br>6 mandorle<br>Caffè non zuccherato, se gradito |
| **SPUNTINO MATTINA** | Una mela |
| **PRANZO** | Insalata di radicchio e soncino<br>Frittata con curcuma<br>Passato di carote<br>Pane di segale |
| **SPUNTINO POMERIGGIO** | Una tazza di orzo o tè verde non zuccherato<br>Centrifugato/estratto di mango e spinacini |
| **CENA** | Insalata mista con olive nere<br>Trota ripiena di zucchine (vedi pag. 136)<br>Cavolo rosso alla piastra |

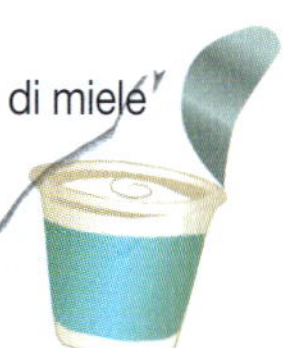
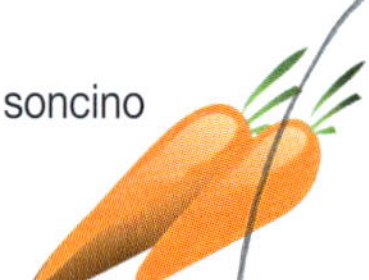

## SABATO

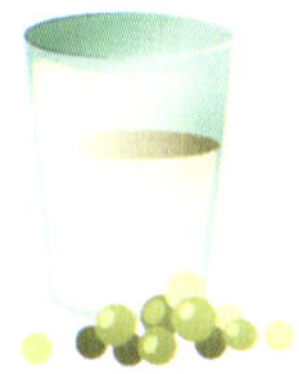

| | |
|---|---|
| **COLAZIONE** | Una tazza di tè verde non zuccherato<br>Porridge con latte di avena<br>Un cucchiaio di semi misti<br>Caffè non zuccherato, se gradito |
| **SPUNTINO MATTINA** | Una tazza di macedonia |
| **PRANZO** | Insalata riccia con semi di zucca<br>Miglio con verdure (vedi pag. 116)<br>Zucchine alla menta |
| **SPUNTINO POMERIGGIO** | Una tazza di orzo o tè verde non zuccherato<br>Centrifugato/estratto di zucca e arancia |
| **CENA** | Insalata di rucola e chicchi di melagrana<br>Zuppa di ceci e farro<br>Rape rosse all'aceto di mele |

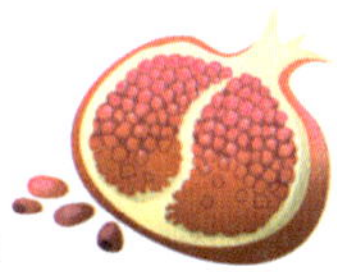

## DOMENICA

| | |
|---|---|
| **COLAZIONE** | Una bevanda al cacao (1 cucchiaio di cacao rinvenuto in una tazza di acqua calda)<br>Un bicchiere di latte vegetale<br>Una fetta di pane di segale con un velo di marmellata<br>6 mandorle<br>Caffè non zuccherato, se gradito |
| **SPUNTINO MATTINA** | Un kiwi |
| **PRANZO** | Insalata mista con funghi champignon<br>Quinoa con piselli e carote<br>Cipolle gratinate (vedi pag. 169) |
| **SPUNTINO POMERIGGIO** | Una tazza di orzo o tè verde non zuccherato<br>Un centrifugato misto di verdura e frutta a piacere |
| **CENA** | Insalata di ravanelli e radicchio<br>Crema di porro con orzo perlato<br>Cipolle al forno |

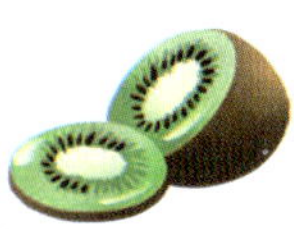

# 2. Modello molecolare
# fase anabolica

La seconda fase del programma alimentare mira ad attivare il consumo degli acidi grassi saturi accumulati negli adipociti, nelle cellule dei vari tessuti e organi.

Questa fase della dieta viene definita "anabolica" perché ha l'obiettivo di gestire la secrezione pancreatica dell'ormone insulina, orientando attraverso la nutrizione la sua azione verso la fase anabolica del metabolismo cellulare, con una più efficiente sintesi proteica cellulare.

Primario obiettivo è il controllo del picco glicemico e insulinemico dopo ogni pasto. La qualità e la combinazione molecolare degli alimenti inseriti in ogni pasto, nonché la sequenza alimentare all'interno del pasto, controllano la secrezione pancreatica e l'azione anabolica dell'insulina, frenando la sua azione di accumulo di glicogeno nel fegato e di grasso corporeo negli adipociti nella fase post prandiale. L'azione anabolica dell'insulina è sostenuta, inoltre, dalla modulazione genica data dalle molecole vegetali introdotte. Questo programma alimentare garantisce un profilo metabolico e ormonale adeguato a ridurre l'eccesso di massa grassa corporea.

## Come funziona

Il modello con pasti proteici e glucidici è articolato in cicli da cinque giorni, da ripetere per 5 settimane. Dopo i 4 giorni con pasti anabolico-proteici, si ha un pasto glucidico, che fornisce una ricarica metabolica glucidica, con lo scopo di evitare la chetosi e di fornire adeguate dosi di glucosio agli organi glucosio-dipendenti. Dopo il quinto giorno, il ciclo ricomincia da capo. Questo modello è ripetibile nel tempo, anche oltre le 5 settimane.

Per esempio: se la dieta inizia di lunedì: lunedì, martedì, mercoledì e gio-

## MODELLO MOLECOLARE FASE ANABOLICA SCHEMA DI BASE

### 4 GIORNI CON PASTI ANABOLICO-PROTEICI (A PREVALENZA PROTEICA)

↓

Nei giorni proteici, i tre pasti principali prevedono una dominanza delle proteine sui carboidrati glicemici, scegliendo tra **carne, pesce, uova, latticini**. Ciò consente di controllare la glicemia e l'insulina dopo il pasto, che è la vera chiave per ridurre la massa grassa. In questi pasti, anche se dominano le proteine, è comunque presente una dose di carboidrati (è sempre permesso il **pane**) che, unita a quelli degli spuntini (mattina e pomeriggio) a base di **frutta**, portano la dose dei carboidrati nella giornata alimentare superiore a quella delle proteine. Per questo non è corretto definire il presente modello come "dieta proteica".

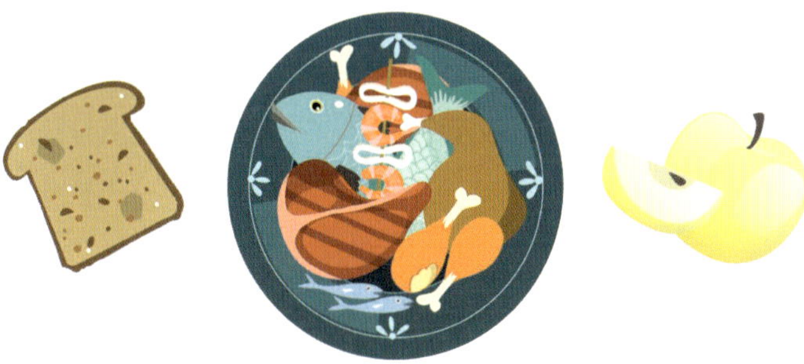

### 1 GIORNO CON PASTI GLUCIDICI (A PREVALENZA GLUCIDICA)

↓

Nel giorno con pasti glucidici, la quantità dei carboidrati glicemici prevista è maggiore. Si potranno mangiare la **pasta** o i **cereali integrali** o i **legumi**. Durante il giorno glucidico è sconsigliato l'uso del pane per non introdurre una dose troppo alta di carboidrati.

vedì sono giorni con pasti proteici; il venerdì si fa un giorno glucidico; sabato, domenica, lunedì e martedì di nuovo proteici; mercoledì glucidico, e così via.

L'azione anabolica dell'insulina è governata dall'applicazione del rapporto inverso tra la dose delle proteine e dei carboidrati in ogni pasto nei quattro giorni anabolico-proteici e dalla dose definita di carboidrati glicemici il quinto giorno. Il rapporto inverso tra questi due principi nutritivi (proteine e carboidrati) ha lo scopo di mantenere stabile il livello della glicemia e dell'insulina post prandiale.

## LINEE GUIDA GENERALI

Sono previsti cinque pasti al giorno: colazione; spuntino mattina; pranzo; spuntino pomeriggio; cena. Mangiare con questo ritmo, ogni tre ore circa, permette di mantenere stabili i valori della glicemia nel sangue e di non avvertire il senso di fame.

- A colazione è prevista sempre una bevanda calda perché favorisce il naturale riflesso gastro-colico del mattino, essenziale per garantire igiene e benessere intestinale.
- A metà mattina e a merenda, è utile concedersi spuntini a base di frutta e/o verdura, macedonia, spremute o estratti/centrifugati per garantire il corretto introito di carboidrati giornalieri.
- Ogni pasto va iniziato con una porzione di verdura cruda: la fibra idrosolubile in essa contenuta rallenta l'assorbimento del glucosio dall'intestino nel sangue, evitando bruschi rialzi glicemici.
- Ogni pasto va concluso con un piatto di verdura cotta. La cottura dei vegetali favorisce l'assorbimento dei caroteni, molecole essenziali per un buon metabolismo cellulare, in particolare negli adipociti. Se graditi, cercate di consumare la porzione di verdura cotta sotto forma di minestrone, passato o crema vegetale per ottenere una sana digestione notturna.
- È possibile scegliere le verdure (crude e cotte) di proprio gradimento, seguendo la stagionalità degli alimenti e i prodotti del proprio territorio. Quando possibile, è bene variare comprando verdure di colori diversi per assicurare tutti i preziosi fitonutrienti contenuti nei vegetali (caroteni, polifenoli ecc.).
- Le verdure crude vanno sminuzzate finemente per esaltare il loro potere antiossidante e la loro attività alcalinizzante ma anche per favorire la digestione gastrica.
- Le porzioni degli alimenti glucidici e proteici sono fornite negli schemi giornalieri della dieta (alle pagine seguenti), mentre le porzioni delle verdure sono sempre libere.

# Giorni anabolico-proteici
(organizzazione dei pasti)

## Colazione

La colazione nel metodo di alimentazione consapevole è un pasto molto importante perché costituisce la chiave dell'intera giornata alimentare. Al mattino, abbiamo un profilo ormonale cadenzato sul ritmo circadiano della secrezione degli ormoni con azioni favorenti il risveglio energetico per affrontare la giornata.

Dopo il lungo digiuno notturno, è ancora attivo il glucagone, l'ormone del digiuno, che esercita un'azione antagonista rispetto all'insulina. Questa sua funzione viene, però, annullata se si assume una certa dose di carboidrati.

La colazione proteica, invece, mantiene lo slancio ormonale e metabolico positivo del mattino per spingere gli adipociti a scaricare l'eccesso di grassi accumulati al loro interno.

Inoltre, il primo pasto, se ricco di proteine, mette un freno al nostro appetito per l'intera giornata ed è un ottimo alleato per mantenere sotto controllo il peso. I pasti proteici, infatti, diminuiscono i livelli dell'ormone che stimola la fame, la grelina, e contribuiscono ad aumentare le concentrazioni nel sangue del peptide YY, legato invece al senso di sazietà. Iniziare con una colazione ricca di proteine è una potenziale strategia per evitare di abbuffarsi nel corso della giornata. A colazione sono particolarmente indicati i semi oleosi (mandorle, noci, nocciole, pinoli ecc.) perché apportano proteine di alto valore biologico ed

**MODELLO MOLECOLARE FASE ANABOBOLICA: PASTI PROTEICI E GLUCIDICI (DURATA 5 SETTIMANE)**

| | | |
|---|---|---|
| **SCHEMA SETTIMANA** | 1° giorno → | pasti anabolico-proteici |
| | 2° giorno → | pasti anabolico-proteici |
| | 3° giorno → | pasti anabolico-proteici |
| | 4° giorno → | pasti anabolico-proteici |
| | **5° giorno** → | **pasti glucidici** |
| | 6° giorno → | pasti anabolico-proteici |
| | 7° giorno → | pasti anabolico-proteici |

### I "latti" vegetali

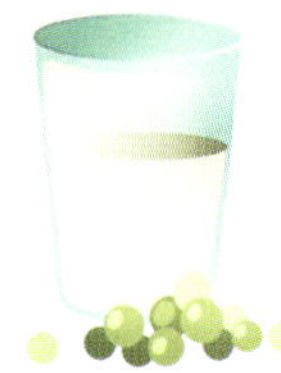

Per "latti" vegetali si intendono il latte di soia, di riso, di avena, di mandorla, ma anche di nocciole o di altri cereali a piacere. In base alla legislazione italiana vigente, questi prodotti non possono essere definiti "latti" ma "bevande vegetali". Ognuno di essi possiede delle virtù specifiche:

- Il latte di soia si ottiene dalla spremitura e bollitura dei semi della soia gialla, è privo di lattosio, caseina e colesterolo.
- Il latte di riso non contiene glutine, ha un buon contenuto di proteine vegetali, minerali e vitamine, è di facile digestione, non contiene colesterolo. È ricco di carboidrati, con un basso contenuto di grassi.
- Il latte di avena contiene dosi interessanti di proteine vegetali, calcio, fosforo, vitamine del complesso B, e contribuisce al controllo della glicemia.
- Il latte di mandorla è una bevanda altamente energetica con un grande apporto calorico. Attenzione quindi a non esagerare con le dosi, e specialmente a scegliere un prodotto che non contenga zuccheri aggiunti. Il latte di mandorla ha proprietà antidepressive, antinfiammatorie, rinfrescanti e riequilibranti dell'umore. Ha un limitato contenuto di carboidrati, mentre è ricco di proteine, in particolare di acidi grassi insaturi Omega-3, minerali e fibra alimentare idrosolubile. Può essere assunto a colazione, dopo averlo appena riscaldato oppure a temperatura ambiente. Dopo cena, prima di coricarsi, può essere utile per migliorare la qualità del sonno e del risposo notturno.

Omega-3, minerali, fibra alimentare: sono veri e propri integratori naturali.

## Spuntini di metà mattina e metà pomeriggio

A metà mattina e a merenda, concedetevi sempre una bevanda calda e uno spuntino a base di frutta, macedonia, spuntini vegetali, spremuta di agrumi o centrifugati a base di frutta e verdura per garantire il corretto introito di carboidrati giornalieri.

## Pranzo e cena

Il pranzo e la cena seguono una particolare sequenza alimentare che va rispettata al fine di controllare i valori della glicemia e dell'insulina:

1. Una porzione di verdura cruda all'inizio del pasto
2. Un piatto proteico
3. Una porzione di verdura cotta
4. Una porzione di carboidrati a scelta tra pane integrale di segale o di frumento o un cereale integrale cotto.

## L'azione molecolare di frutta e verdura

Frutta e verdura di stagione sono importanti perché:

- Sono veri e propri alimenti dimagranti per gli effetti diretti delle molecole vegetali sulla modulazione del DNA cellulare.
- Svolgono un'azione antiossidante. Durante la fase di dimagrimento, infatti, la riduzione di massa grassa genera una tempesta metabolica con produzione di radicali liberi dell'ossigeno. Il metodo molecolare, attraverso la selezione di cibi scelti con cura, assicura una protezione dell'organismo di chi sta perdendo massa adiposa da questa aggressione chimica endogena (cioè prodotta dal corpo stesso).
- Altra azione significativa delle molecole vegetali della frutta e della verdura è quella di mantenere una vitale alcalinizzazione della matrice cellulare e del tessuto connettivo. Sempre durante la fase di dimagrimento, infatti, si può formare un eccesso di ioni idrogeno ($H^+$) che acidificano il tessuto connettivo degli organi, variano il pH dei tessuti, con conseguenti decadenza strutturale del tessuto connettivo e carenze di ossigeno all'interno delle cellule (ipossia), che determinano anche una compromissione dell'immagine estetica. Il minor consumo di ossigeno all'interno delle cellule blocca la perdita di peso e di massa grassa e genera uno stato di infiammazione locale e sistemico.

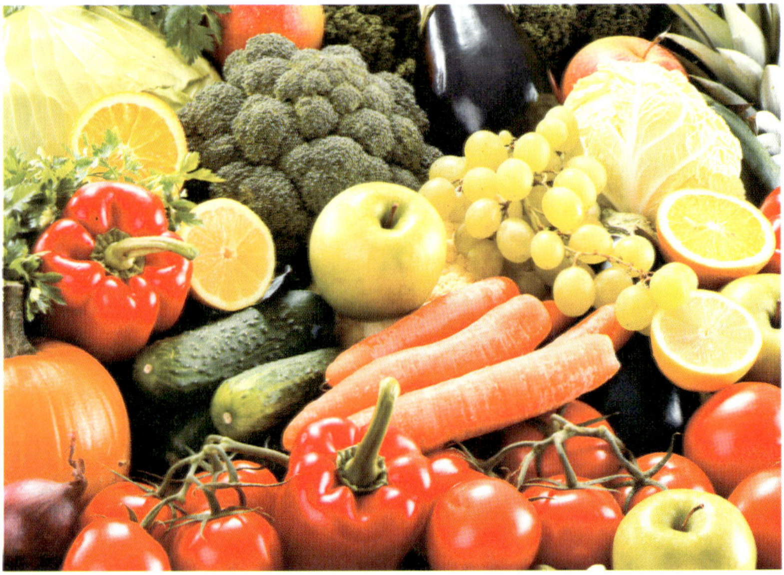

## MODELLO MOLECOLARE FASE ANABOLICA

# Schema giornaliero della dieta: giorni anabolico-proteici

## Colazione:

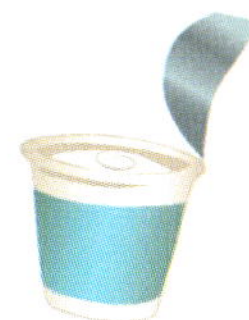

una **bevanda calda** senza zucchero:
tè verde, limonata, orzo ecc.

+ un **alimento proteico** a scelta tra:
prosciutto crudo sgrassato, bresaola, tonno al naturale, pollo, fesa di tacchino, uovo, ricotta di mucca o di capra, parmigiano o altro formaggio a pasta dura, yogurt, frutta secca, "latte" vegetale

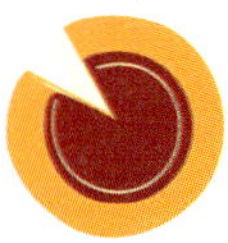

+ un **alimento glucidico** a scelta tra:
gallette di riso, pane integrale di segale (vedi ricetta a pag. 128), pane integrale di frumento, un frutto

## Spuntino mattina e pomeriggio:

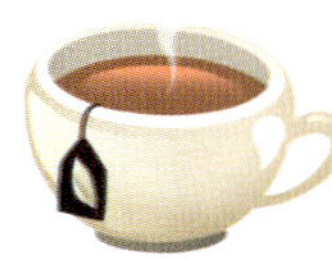

una **bevanda calda** senza zucchero:
tè verde, limonata, orzo ecc.

+ un **frutto** di stagione (mela, pera, arancia, kiwi, banana, pesca, albicocca, susina, ciliegie, cocomero, fragole, prugne, nespole, ananas, melone, papaya, pompelmo, ribes, uva, frutti di bosco ecc.)
o spremuta di agrumi o centrifugato di frutta e verdura

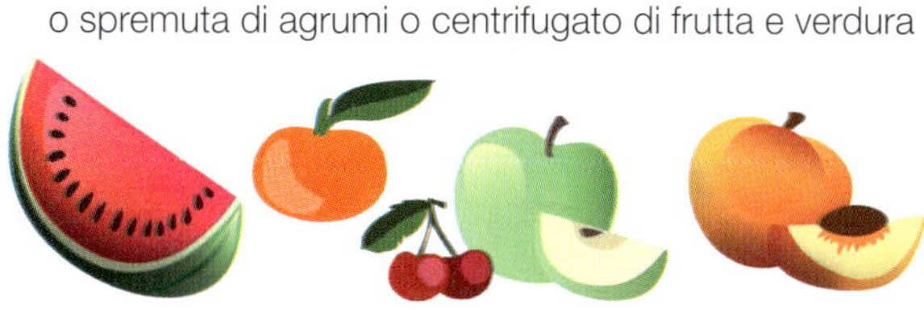

## Pranzo e cena:

un'insalata con **verdure crude** miste: carote, cetrioli, cicoria, indivia, finocchi, germogli di soia, lattuga, peperoni, radicchio, ravanelli, rucola, scarola, topinambur, verza ecc.

+ un **piatto proteico** a scelta tra carne, pesce, uova e latticini: manzo magro o maiale magro (130 g), agnello o vitellone magro (120 g), petto di tacchino o pollo senza pelle o coniglio magro (130 g); cernia o dentice o nasello o palombo o rombo o sogliola o spigola (180 g), gamberetti (200 g), sarde o acciughe o baccalà (130 g), salmone (150 g), calamari o polpo o seppie (200 g), tonno al naturale (80 g), prosciutto crudo o bresaola (70 g), prosciutto cotto (60 g); uova (2); mozzarella (100 g), caciotta fresca o certosino o fior di latte o stracchino o taleggio o scamorza (70 g), ricotta di mucca (130 g).

+ un piatto di **verdura cotta** (asparagi, broccoli, broccoletti, carote, cavoli, cavolfiore, cicoria, fagiolini, finocchi, melanzane, peperoni, rape, zucchine, spinaci, passato di verdura, minestrone, crema vegetale ecc.)

+ una porzione di **carboidrati** a scelta tra: pane integrale di frumento o di segale (30 g); farro o orzo o riso integrale o grano saraceno o altri cereali (30 g, peso a crudo); patate (150 g).

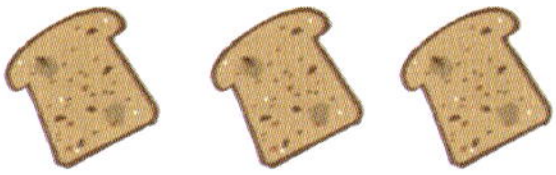

## Condimenti:

olio extravergine di oliva (3 cucchiaini a pasto), aceto di mele,
aceto di vino, succo di limone, erbe e spezie
(prezzemolo, basilico, origano, pepe, curcuma, peperoncino, zenzero ecc.),
sale (il meno possibile),
miele (1 cucchiaino a colazione, se gradito)

**Il consiglio per un pranzo al volo: il panino**

Nel giorno glucidico si può preparare un'insalata di legumi o cereali e verdure. Ma per molti il panino è la soluzione più gratificante. Costa poco e riempie lo stomaco. Quello perfetto? È realizzato con pane integrale, meglio se di segale, che sazia, con l'aggiunta di verdure a scelta, anche crude e cotte insieme (pomodori, spinaci, cicoria, insalata verde, funghi freschi, rucola, radicchio, melanzane, zucchine, peperoni grigliati ecc.) e di un alimento proteico (formaggio, uova, tofu ecc.)

# Giorni glucidici
## (organizzazione dei pasti)

### Colazione

Una colazione all'italiana, dolce e calda, ha una marcata composizione glucidica, in grado di stimolare la secrezione di insulina, che nella prima parte della mattinata può essere responsabile di una continua sensazione di fame. La bevanda calda favorisce il riflesso gastro-colico del mattino, generato dall'arrivo del cibo e del liquido nello stomaco, da dove parte un impulso che produce sul colon un forte movimento peristaltico in grado di muovere tutto il suo contenuto e spingerci ad "andare in bagno". Fare una buona colazione, prendendosi anche il tempo necessario per sfruttare questo naturale meccanismo fisiologico, è una sana scelta per garantire igiene e benessere intestinale. Così come nei giorni anabolico-proteici, anche nel primo pasto della giornata glucidica è inserita una porzione di frutta secca per la sua dose di proteine ad alto valore biologico, con limitato contenuto di carboidrati glicemici, una interessante dose di acidi grassi insaturi Omega-3 e di fibra alimentare idrosolubile.

### Spuntini di metà mattina e metà pomeriggio

Anche nella giornata glucidica si mantengono gli spuntini di metà mattina e del pomeriggio consigliati per i quattro giorni proteici, per gli stessi motivi.

### Pranzo e cena

Il pranzo e la cena seguono una particolare sequenza alimentare che va rispettata al fine di controllare i valori della glicemia e dell'insulina:

1. Una porzione di verdura cruda all'inizio del pasto
2. Un piatto glucidico
3. Una porzione di verdura cotta

In questo caso non c'è la porzione di pane poiché è già presente un piatto a base di carboidrati. Lo schema del pranzo prevede l'apertura con insalata mista, un primo piatto a base di legumi e/o cereali integrali e una porzione di verdura cotta.

I legumi apportano una quantità sufficiente di tutti gli amminoacidi essenziali, e per questo motivo sono fondamentali per la nostra alimentazione. Contengono carboidrati complessi e grassi insaturi utili per controllare il colesterolo, minerali e fibra alimentare. Per il ricco apporto di proteine, vengono chiamati la "carne dei poveri". Sono ricchi di fibra e apportano buone quantità di fosforo, calcio e alcune vitamine del gruppo B (B1, B2 e niacina). Se soffrite di gonfiori intestinali dopo averli mangiati, prima di cuocerli fate un breve ammollo, che elimina questo inconveniente. Possono essere consumati anche in associazione con cereali integrali, riducendo le rispettive porzioni.

In alternativa ai legumi e/o ai cereali, ovviamente, è possibile mangiare anche la pasta. Essendo un alimento ottenuto da farina, quindi sottoposto a processo di raffinazione, contiene meno fibra, è meno saziante a parità di peso, e possiede più carboidrati. Ma la credenza che sia la nemica numero uno della linea è un mito da sfatare: è la dose che fa la differenza. Se siete amanti della pasta non rinunciatevi (rispettando sempre le dosi consigliate). È meglio scegliere quella integrale, che ha un maggiore potere saziante, ed è molto utile associarla a un condimento a base di verdure, che grazie al loro contenuto di fibra insolubile aiuteranno a mantenere bassa la glicemia nel sangue.

La cena segue lo stesso schema alimentare del pranzo, con l'accortezza di preferire come portata principale il consumo di cereali interi. La scienza ha ormai ampiamente dimostrato gli innumerevoli benefici dei cereali integrali per la nostra salute. Amaranto, avena, bulgur, riso integrale, farro decorticato o perlato, frumento, grano saraceno, kamut, miglio, orzo mondo e perlato, quinoa, segale e cereali in fiocchi forniscono amido, proteine, minerali, vitamine e molecole nutrienti attive sul metabolismo cellulare e nella protezione contro le aggressioni ossidative dei radicali liberi dell'ossigeno. E, grazie al più alto contenuto di fibre rispetto ai cereali raffinati, inducono un maggiore senso di sazietà. Oltre ad aiutare la motilità intestinale e la liberazione delle scorie. Senza contare che un loro regolare consumo, grazie alla presenza di fitosteroli, protegge dalle malattie cardiovascolari perché aiuta a combattere il colesterolo. Inoltre, nei cereali integrali sono contenuti fitoestrogeni con azione protettiva nelle donne (utero e mammella) e nell'uomo (prostata).

# MODELLO MOLECOLARE FASE ANABOLICA

## Schema giornaliero della dieta: giorni glucidici

### Colazione:

una **bevanda calda** senza zucchero: tè verde,
limonata, orzo, latte parzialmente scremato
o uno yogurt magro



+ un **alimento glucidico** a scelta tra:
fiocchi di frumento integrale,
3 fette biscottate integrali con un velo di marmellata, cornflakes (25 g),
fiocchi di avena (20 g), pane integrale (50 g),
biscotti secchi (25 g),
brioche senza marmellata (max una volta alla settimana),
un frutto, porridge
o crema budwig (vedi ricetta a pag. 178)

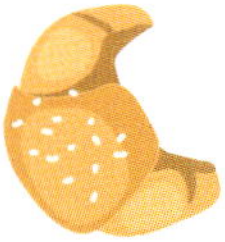

### Spuntino mattina e pomeriggio:

una **bevanda calda** senza zucchero:
tè verde, limonata, orzo ecc.

+ un **frutto** di stagione (mela, pera, arancia, kiwi, banana,
pesca, albicocche, susine, ciliegie, cocomero, fragole, prugne,
nespole, ananas, melone, papaya, pompelmo, uva, frutti di bosco ecc.)
o spremuta di agrumi o estratto/centrifugato di frutta (20%) e verdura (80%)

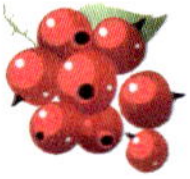

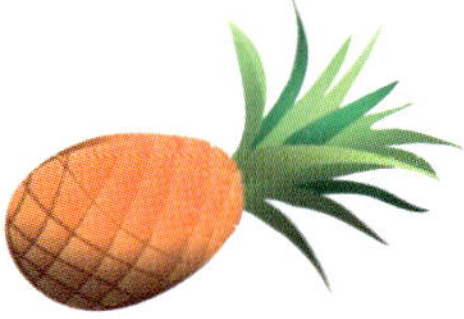

## Pranzo e cena:

un'insalata con **verdure crude** miste: carote, cetrioli, cicoria, indivia, finocchi, germogli di soia, lattuga, peperoni, radicchio, ravanelli, rucola, scarola, topinambur, verza ecc.

+ un **piatto glucidico** a scelta tra legumi, cereali integrali e pasta (o anche misti)*:
lenticchie (70 g), legumi misti secchi (70 g), ceci secchi (70 g); pasta (70 g), riso integrale, farro o orzo o quinoa o grano saraceno o miglio o amaranto o avena o bulgur o kamut (70 g)

** le porzioni sono considerate a crudo*

+ un piatto di **verdura cotta** (asparagi, broccoli, carote, cavoli, cavolfiore, cicoria, fagiolini, finocchi, melanzane, peperoni, rape, zucchine, spinaci, passato di verdura, minestrone, vellutata ecc.)

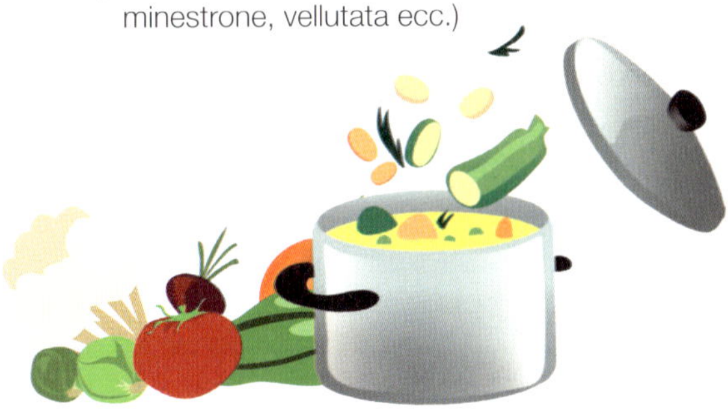

## Condimenti:

olio extravergine di oliva (3 cucchiaini a pasto), aceto di mele, aceto di vino, succo di limone, erbe e spezie (prezzemolo, basilico, origano, pepe, curcuma, peperoncino, zenzero ecc.), sale (il meno possibile)

# MODELLO MOLECOLARE FASE ANABOLICA

## Esempio di menu settimanale

Si propone di seguito un esempio di menu settimanale, per facilitare l'applicazione dello schema della dieta nel quotidiano. La seconda fase della dieta, il modello anabolico, prevede l'alternanza di 4 giorni con pasti prevalentemente anabolico-proteici (nell'esempio, dal lunedì al giovedì) e 1 giorno a base di pasti glucidici (nell'esempio, il venerdì). Il sesto giorno (nell'esempio, il sabato) si ricomincia il ciclo dei 4 giorni anabolico-proteici, e così via, per la durata totale di 5 settimane.

### LUNEDÌ

**COLAZIONE**
Una tazza di tè verde
Yogurt bianco magro
2 cucchiai di fiocchi di cereali integrali
4 gherigli di noci
Caffè, se gradito, non zuccherato

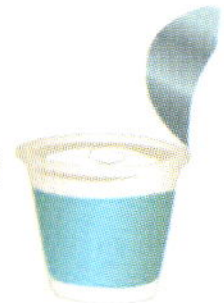

**SPUNTINO MATTINA**
Una bevanda calda a scelta (tè, orzo, acqua e limone)
Una mela

**PRANZO**
Insalata di rucola e carote julienne
Tonno al naturale con capperi e olive
Spinaci al vapore
Pane integrale di segale

**SPUNTINO POMERIGGIO**
1 kiwi + una bevanda calda a scelta

**CENA**
Insalata valeriana
Pollo in cartoccio al limone e salvia (vedi pag. 140)
Finocchi grigliati
Pane integrale di segale

## MARTEDÌ

| | |
|---|---|
| **COLAZIONE** | Una tazza di orzo non zuccherato<br>Ricotta vaccina<br>Pane integrale di segale<br>Mandorle<br>Caffè, se gradito, non zuccherato |
| **SPUNTINO MATTINA** | Una bevanda calda a scelta (tè, orzo, acqua e limone)<br>2 clementine |
| **PRANZO** | Insalata di polpo con indivia e sedano<br>Cicoria ripassata<br>Patate al forno |
| **SPUNTINO POMERIGGIO** | 1 pera + una bevanda calda a scelta |
| **CENA** | Insalata di indivia riccia e rucola<br>Uova in camicia con purè di topinambur e spinaci (vedi pag. 152)<br>Pane integrale di segale |

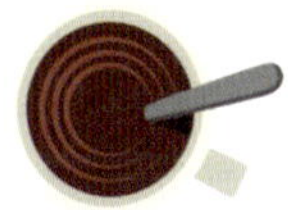
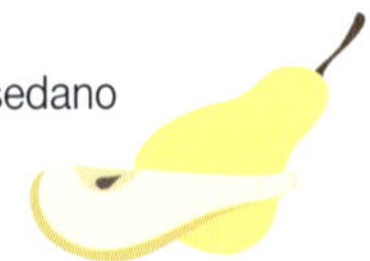

## MERCOLEDÌ

| | |
|---|---|
| **COLAZIONE** | Una tazza di orzo non zuccherato<br>Crema budwig con frutti di stagione (vedi pag. 178)<br>Caffè, se gradito, non zuccherato |
| **SPUNTINO MATTINA** | Una bevanda calda a scelta (tè, orzo, acqua e limone)<br>1 arancia |
| **PRANZO** | Pinzimonio di verdure miste<br>Bresaola con rucola e scagliette di formaggio<br>Vellutata di zucchine e verdure caramellate (vedi pag. 164)<br>Pane integrale di segale |
| **SPUNTINO POMERIGGIO** | Una tazza di macedonia + una bevanda calda a scelta |
| **CENA** | Insalata di carote grattugiate<br>Dadolata di tacchino con porri e funghi al curry (vedi pag. 146)<br>Pane integrale di segale |

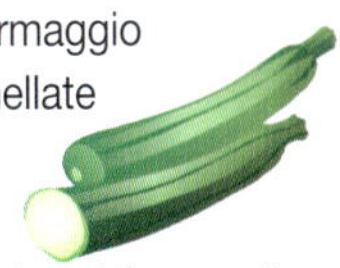
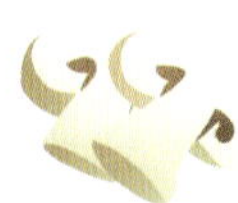

## GIOVEDÌ

| | |
|---|---|
| **COLAZIONE** | Una tazza di tè verde<br>Un uovo sodo<br>2 gallette di riso<br>3 noci<br>Caffè, se gradito, non zuccherato |
| **SPUNTINO MATTINA** | Una bevanda calda a scelta (tè, orzo, acqua e limone)<br>Smoothie mango, carota e arancia (vedi pag. 182) |
| **PRANZO** | Insalata di radicchio rosso con aceto di mele<br>Tranci di pesce spada con capperi e olive vedi pag. 135)<br>Bietola all'agro<br>Pane integrale di segale |
| **SPUNTINO POMERIGGIO** | 1 tazza di frutti di bosco + una bevanda calda a scelta |
| **CENA** | Insalata di lattuga, pomodori e cetrioli<br>Filetto di tacchino in insalata (vedi pag. 142)<br>Gratin di cavolfiori e broccoli (vedi a pag. 170)<br>Pane integrale di segale |

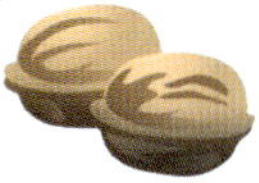

## VENERDÌ (GIORNO GLUCIDICO)

| | |
|---|---|
| **COLAZIONE** | Una bevanda calda a scelta<br>3 cucchiai di fiocchi di frumento integrale<br>Una tazza di latte di soia<br>1 kiwi<br>2 noci<br>Caffè, se gradito, non zuccherato |
| **SPUNTINO MATTINA** | Una bevanda calda a scelta (tè, orzo, acqua e limone)<br>1 piccola banana<br>1 arancia |
| **PRANZO** | Insalata mista con pomodorini<br>Calamarata tiepida alla pescatora (vedi pag. 98)<br>o minestra di ceci toscana (vedi pag. 124)<br>Cuori di carciofo alla menta (vedi pag. 172) |
| **SPUNTINO POMERIGGIO** | 1 yogurt con 4 mandorle + una bevanda calda a scelta |
| **CENA** | Insalata croccante di sedano e finocchi<br>Zuppa di farro e zucca allo zenzero (vedi pag. 122)<br>Spinaci al vapore |

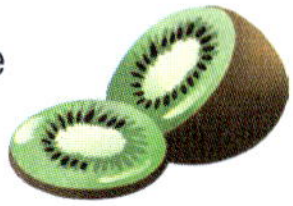

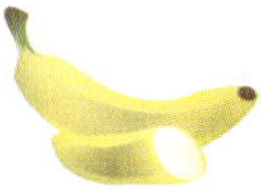

## SABATO

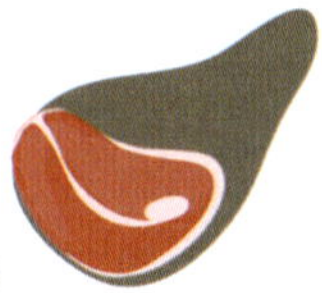

| | |
|---|---|
| **COLAZIONE** | Una tazza di tè verde<br>Prosciutto crudo magro<br>Pane integrale di segale<br>6 nocciole<br>Caffè, se gradito, non zuccherato |
| **SPUNTINO MATTINA** | Una bevanda calda a scelta (tè, orzo, acqua e limone)<br>2 susine |
| **PRANZO** | Insalata di spinacini freschi<br>Polpettine di sogliola e verdure (vedi pag. 132)<br>Verza lessata<br>Pane integrale di segale |
| **SPUNTINO POMERIGGIO** | 1 piccola banana |
| **CENA** | Insalata mista con carote e germogli a piacere<br>Spezzatino di coniglio ai funghi (vedi pag. 141)<br>Cicoria al limone<br>Pane integrale di segale |

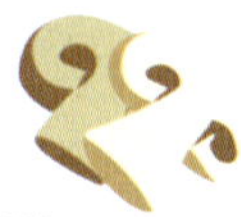

## DOMENICA

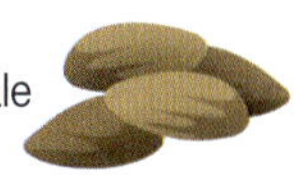

| | |
|---|---|
| **COLAZIONE** | Una bevanda al "cacao": 1 cucchiaio di cacao rinvenuto in una tazza di acqua calda<br>Ricotta vaccina con un velo di miele<br>Una porzione di pane integrale di segale<br>5 mandorle<br>Caffè, se gradito, non zuccherato |
| **SPUNTINO MATTINA** | Una bevanda calda a scelta (tè, orzo, acqua e limone)<br>Spremuta fresca di 2 arance e 1 limone |
| **PRANZO** | Insalata con mela verde, sedano, indivia<br>Tagliata di vitello (vedi pag. 148)<br>Fagiolini verdi con maggiorana<br>Pane di segale |
| **SPUNTINO POMERIGGIO** | Una tazza di macedonia + una bevanda calda a scelta |
| **CENA** | Insalata mista di ortaggi di stagione<br>Acciughe al cartoccio<br>Crema di carote e finocchi con pinoli tostati (vedi pag. 166)<br>Pane di segale |

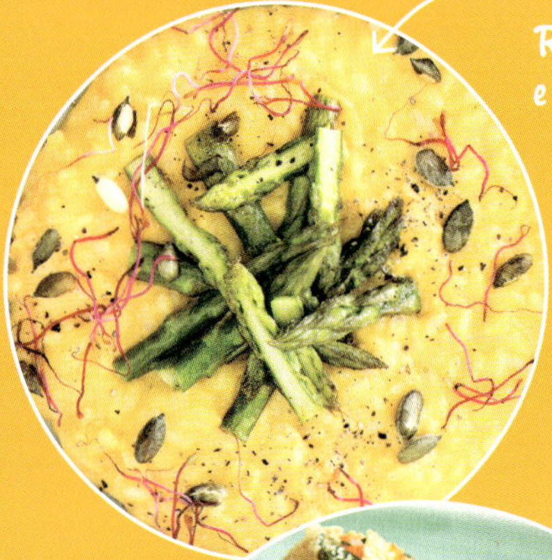

Risotto con zucca e asparagi

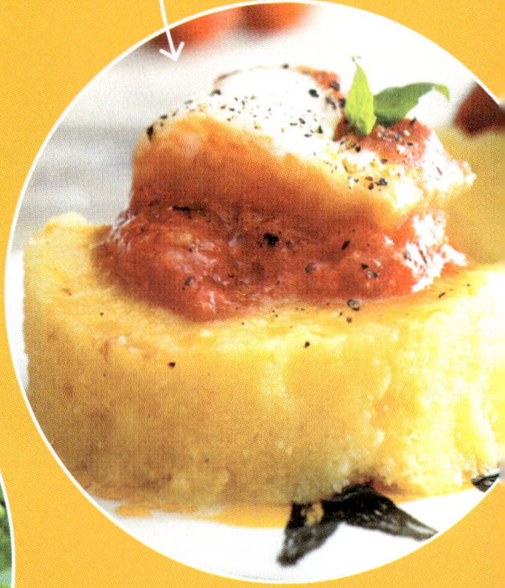

Polentine al baccalà

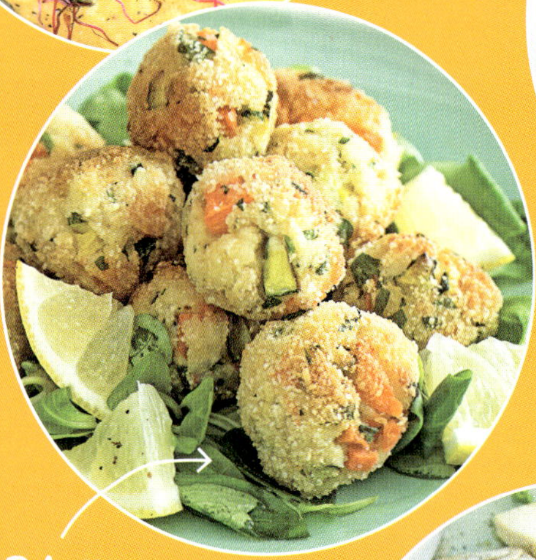

Polpettine di sogliola e verdure

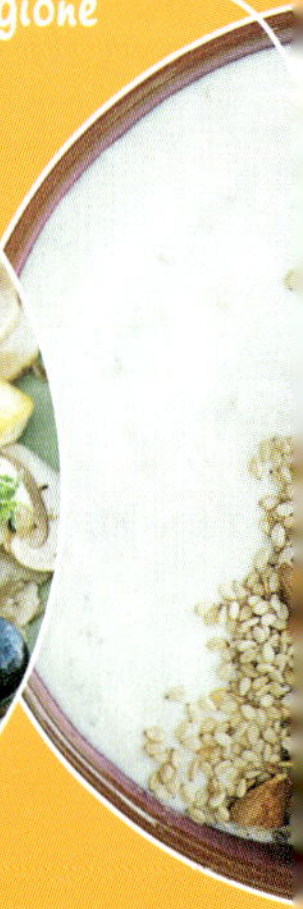

Crema budwig con frutti di stagione

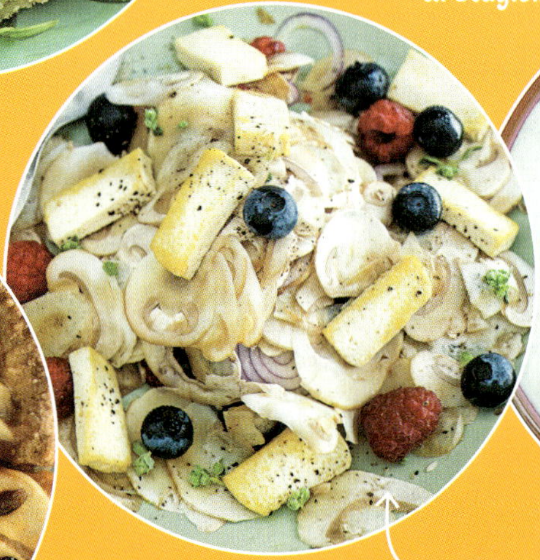

Insalata di tofu e champignon

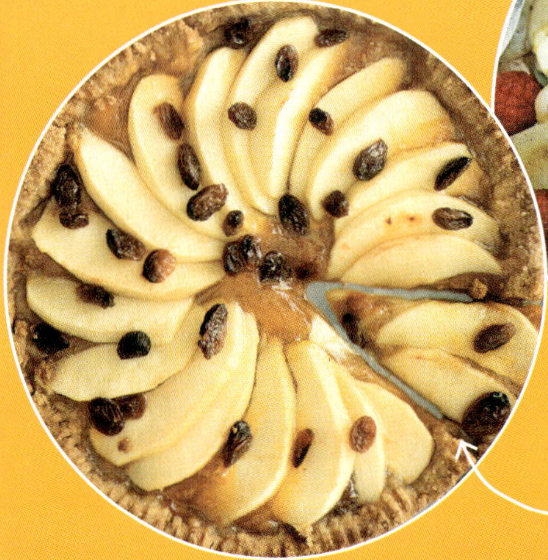

Crostata di mele con farina di soia

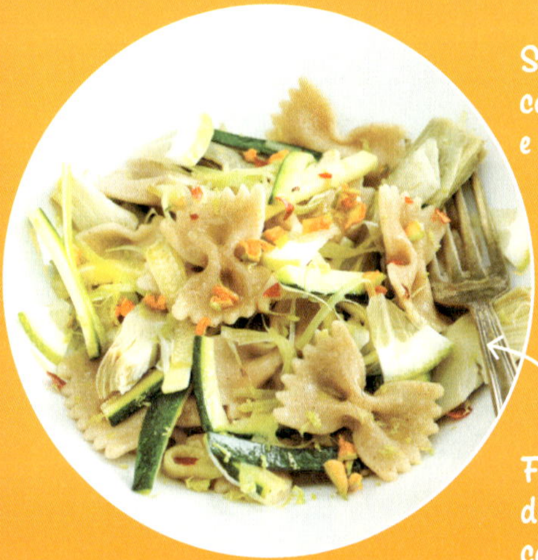

Farfalle di farro con carciofi, porri e zucchine

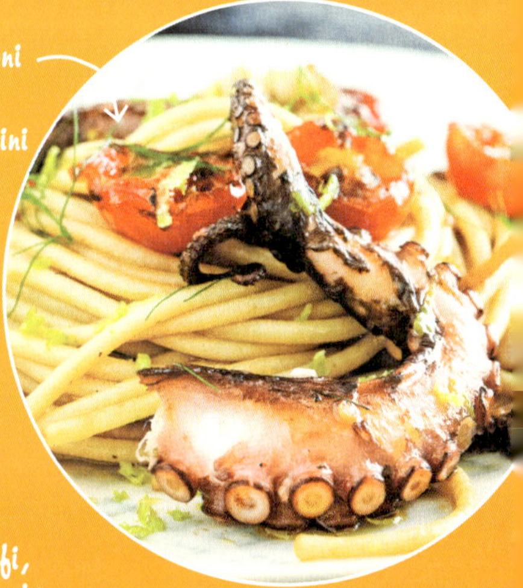

Spaghettoni con polpo e pomodorini

# Ricettario

Le dosi indicate nelle ricette si intendono per 4 persone, eccetto ove diversamente indicato.

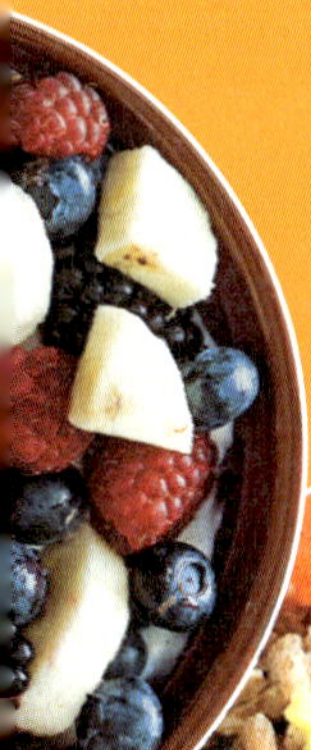

Zuppa di farro e zucca allo zenzero

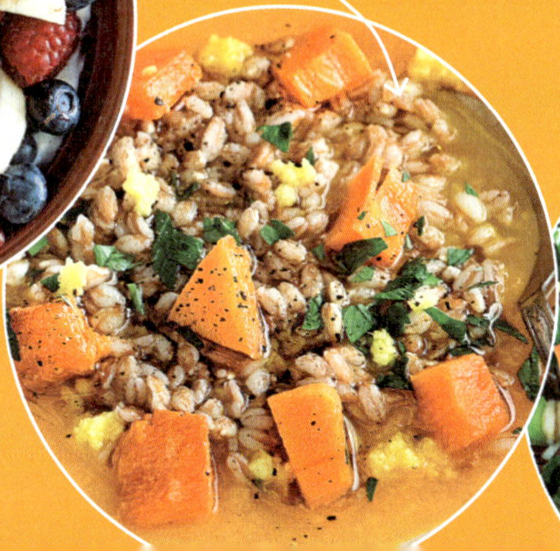

Insalata di cereali misti con mandorle e pomodorini secchi

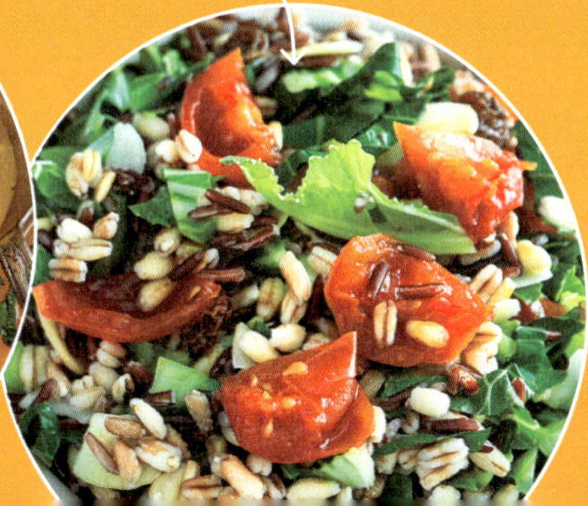

# Calamarata tiepida alla pescatora

1 Mettere acqua salata a bollire in un piccolo recipiente.

2 Prendere il filetto di pesce, tagliarlo a cubetti e metterlo a cuocere in acqua bollente salata. Dopo circa 2 minuti aggiungere le code di gambero, sgusciate e incise sul dorso in senso longitudinale. Lasciar cuocere per altri 5 minuti, poi togliere il pesce dall'acqua e metterlo da parte.

3 Nella stessa acqua, far cuocere la pasta al dente, poi scolarla e metterla in una zuppiera. Unire alla pasta il pesce a cubetti, le code di gambero e la curcuma. Aggiungere poi uno spicchio di aglio sbucciato, mescolare bene per far insaporire la pasta e poi toglierlo.

4 Condire infine con il succo di limone, un po' di scorza grattugiata, una manciata di prezzemolo freschissimo, pepe nero macinato e un filo di olio extravergine di oliva.

## ingredienti

280 g di pasta formato calamarata,
200 g di filetto di pesce persico (o di cernia), 150 g di code di gambero,
1 limone, 1 spicchio di aglio, una manciata di prezzemolo,
2 cucchiaini di curcuma, olio extravergine di oliva, pepe nero, sale

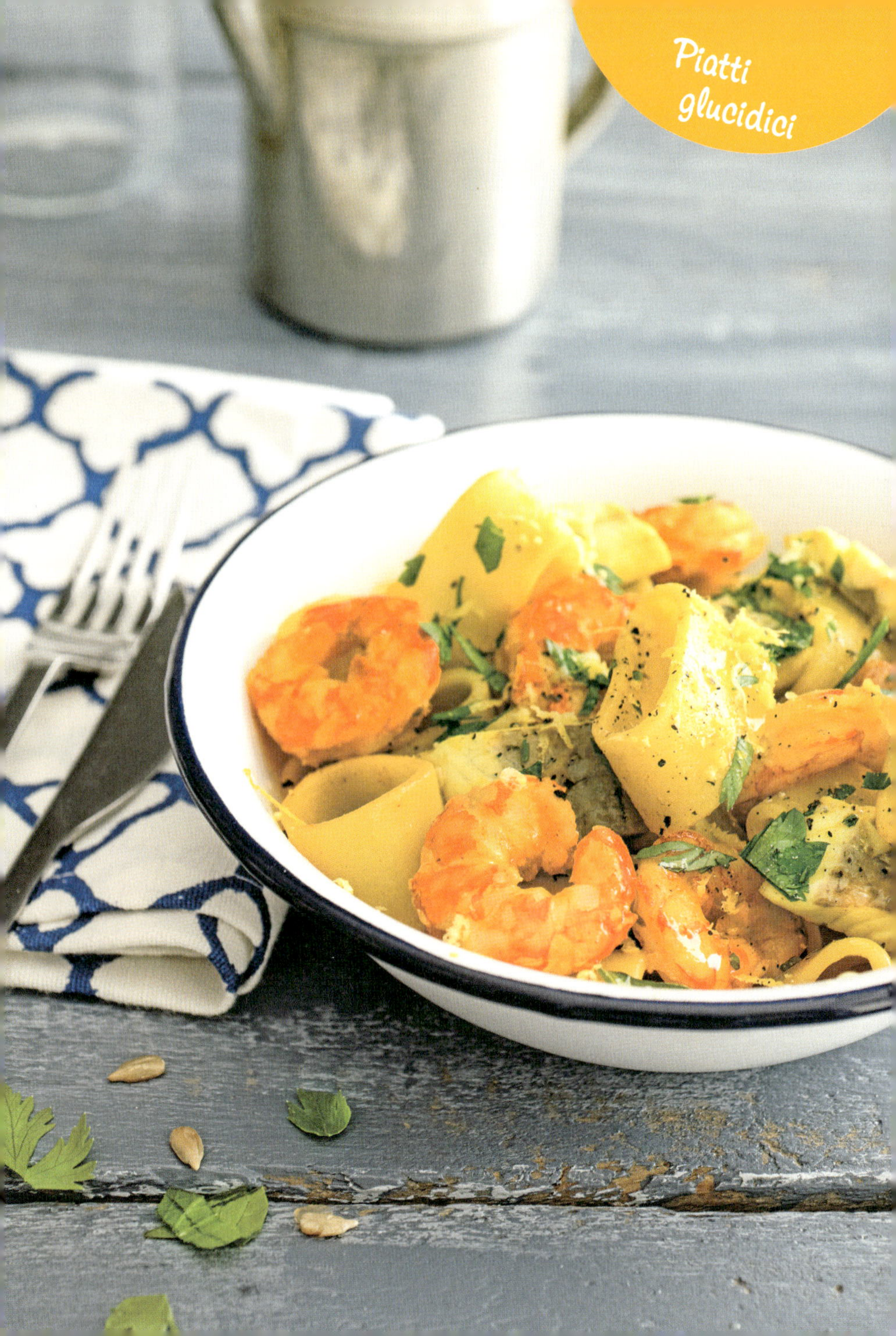
Piatti
glucidici

# Farfalle di farro

## con carciofi, porri e zucchine

1 Dopo averli privati delle foglie esterne e delle punte, dividere i carciofi a metà ed eliminare la peluria interna. Tagliarli in spicchi molto sottili e immergerli in una ciotolina di acqua fredda acidulata con il succo di limone, per evitare che anneriscano.

2 Privare il porro della parte verde, lavarlo e tagliarlo a striscioline nel senso della lunghezza. Spuntare le zucchine, lavarle e tagliarle a julienne.

3 In un tegame antiaderente, far stufare il porro con uno spicchio di aglio senza pelle e un po' d'acqua, aggiungere i carciofi, dopo averli scolati dall'acqua acidulata, e farli appassire per 5 minuti, mescolando di tanto in tanto con un cucchiaio di legno. Unire le zucchine e far cuocere per altri 10 minuti.

4 Nel frattempo, far cuocere la pasta in acqua bollente salata, scolarla al dente e unirla alle verdure nel tegame. Condire con un filo di olio a crudo, una manciata di prezzemolo e del peperoncino.

### ingredienti

280 g di farfalle di farro, 200 g di zucchine, 2 carciofi, 1 porro, 1 spicchio di aglio, 1 mazzetto di prezzemolo, 1 cucchiaio di succo di limone, olio extravergine di oliva, peperoncino fresco, sale

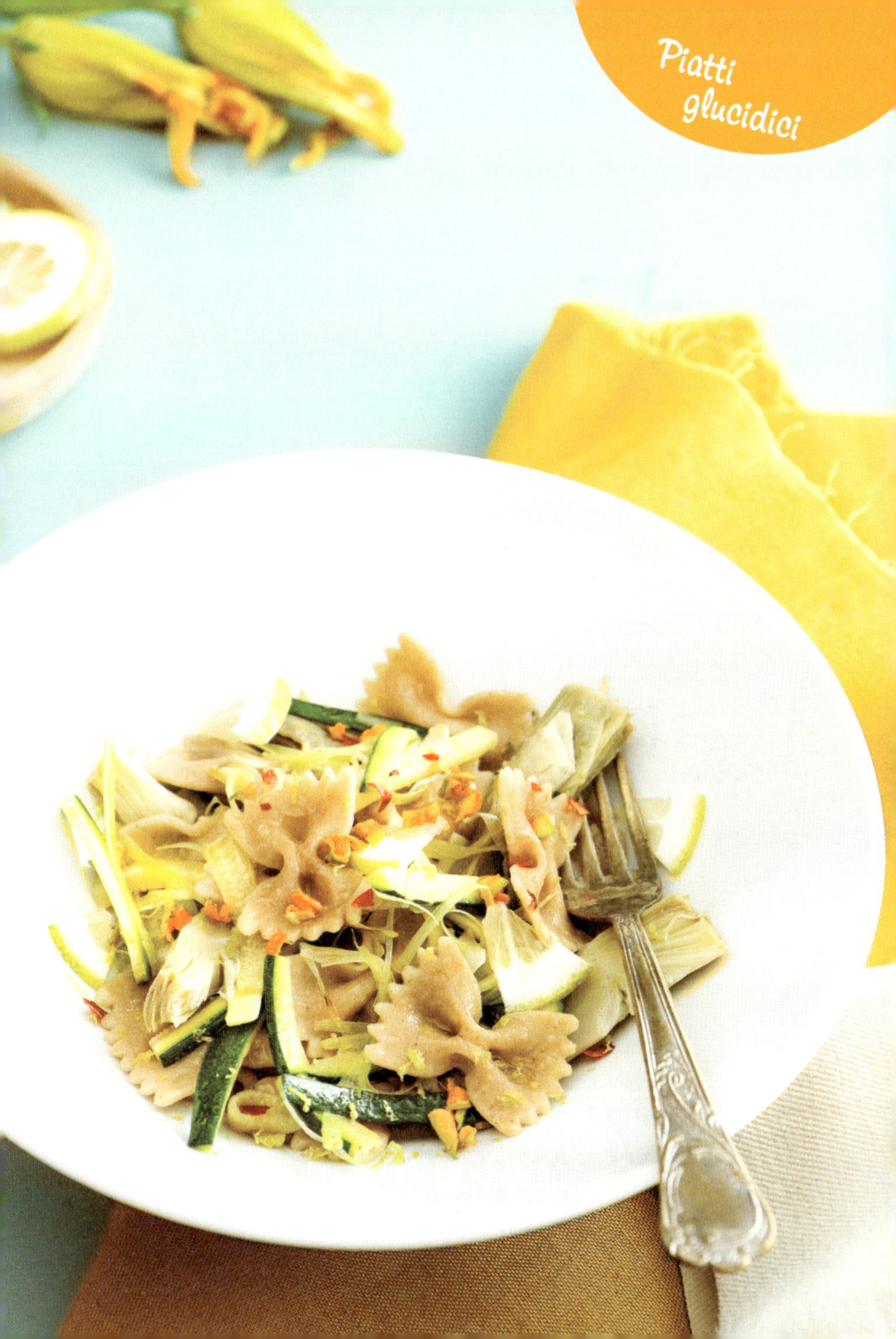

# Rigatoni con crema di coste e frutta secca

1 Mondare e lavare le coste, separare i gambi bianchi dalle foglie. Tagliare i gambi a bastoncini sottili e tenerli da parte. Scottare le foglie in acqua bollente salata, strizzarle e frullarle per 1 minuto insieme a 1 cucchiaio di latte, anche vegetale, e 1 cucchiaio di parmigiano.

2 In una padella antiaderente, scaldare 1 cucchiaio di olio extravergine di oliva con uno spicchio di aglio in camicia e un pezzetto di peperoncino; unire i gambi a bastoncini e farli saltare per qualche minuto, lasciandoli croccanti.

3 Far cuocere i maccheroncini in acqua bollente salata, scolarli al dente e poi versarli in padella con i gambi di coste. Aggiungere la crema di foglie verdi e far insaporire per 1 minuto prima di servire.

4 Guarnire il piatto con una manciata di frutta secca mista (non salata) tritata grossolanamente.

ingredienti

280 g di maccheroncini rigati, 150 g di coste,
1 cucchiaio di latte (o bevanda vegetale al gusto di soia),
1 cucchiaio di parmigiano, 1 cucchiaio di olio extravergine di oliva,
1 spicchio di aglio, 2 cucchiai di frutta secca mista (mandorle, noci, anacardi),
peperoncino fresco

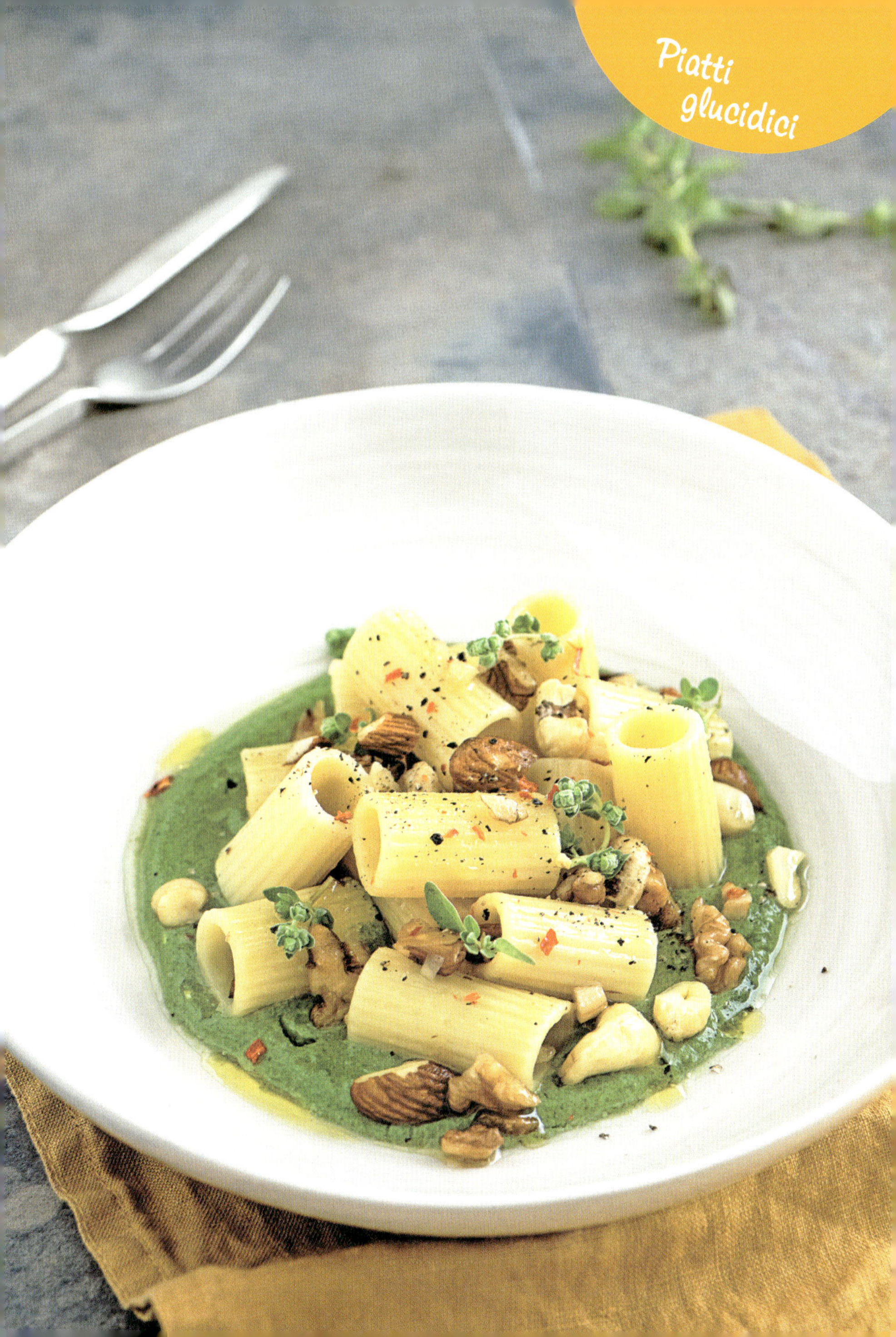

# Spaghettoni con polpo e pomodorini

1 Immergere il polpo, pulito e lavato, in una pentola capiente con abbondante acqua bollente. Far cuocere per circa 40 minuti a fuoco lento e con il coperchio. Una volta pronto, togliere il polpo dall'acqua e tagliarlo a pezzetti.

2 Far insaporire il polpo in una padella con l'olio e i pomodorini tagliati a pezzetti e un pizzico di sale.

3 Nel frattempo, cuocere al dente gli spaghetti in acqua bollente salata. Una volta pronti, scolarli e unirli al condimento di polpo e pomodorini. Condire con una manciata di prezzemolo tritato e una spolverata di pepe.

## ingredienti

280 g di spaghettoni, 1 polpo medio-grande intero (fresco), 200 g di pomodorini datterini, 1 mazzetto di prezzemolo, 1 cucchiaio di olio extravergine di oliva, pepe nero, sale

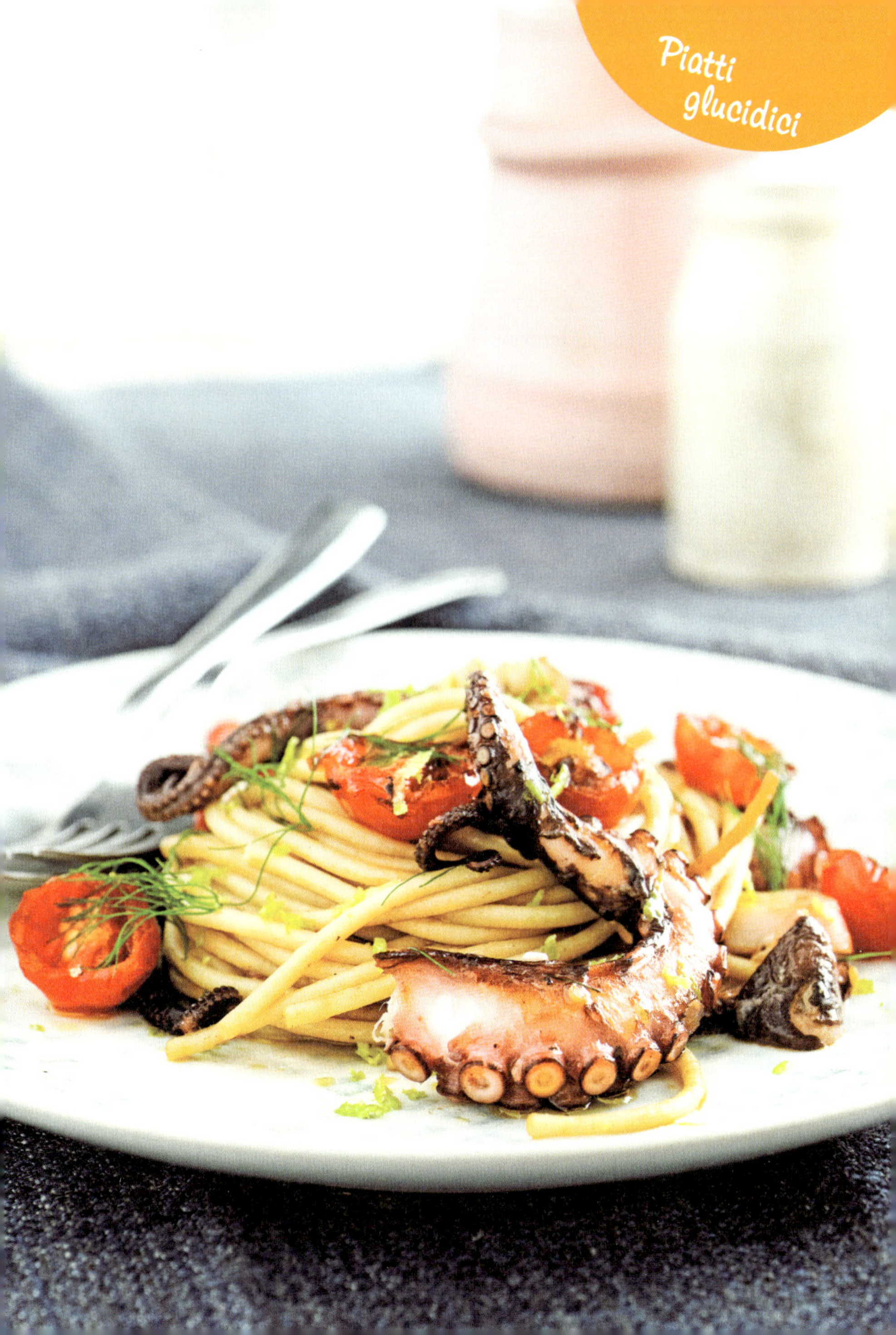

# Pasta integrale con le sarde

1 In una pentola con abbondante acqua bollente salata, far cuocere la pasta per il tempo indicato sulla confezione.

2 A parte, tritare finemente aglio, cipolla, sedano e prezzemolo e farli imbiondire in una padella con l'olio e il vino. Aggiungere i pomodori e far cuocere per circa 5 minuti; a questo punto unire anche le sarde e tenere sul fuoco ancora per 5-7 minuti.

3 Quando la pasta è pronta, scolarla e ripassarla rapidamente in padella con il sugo di sarde prima di servire.

## ingredienti

280 g di pasta integrale, 400 g di sarde fresche già pulite, 400 g di pomodori pelati, 1 spicchio di aglio, 1 costa di sedano 1 cipolla, 2 cucchiai di olio extravergine di oliva, 2 cucchiai di vino bianco, una manciata di prezzemolo, sale

# Risotto piccante al finocchio

1 Mondare il finocchio, lavarlo e tagliarlo a cubetti piccoli. In un tegame scaldare l'olio con la cipollina finemente tritata, unire il finocchio, coprire e lasciare stufare per qualche minuto. Versare quindi nel tegame il riso, mescolare bene e irrorare con del brodo vegetale caldo.

2 Aggiustare di sale, aggiungere il peperoncino e portare il risotto a cottura, bagnando man mano con un mestolo di brodo alla volta.

3 Qualche istante prima di spegnere il fuoco, aggiungere un po' di latte e spolverizzare con abbondante prezzemolo tritato.

*ingredienti*

280 g di riso, 400 g di finocchio, 1 cipolla,
2 cucchiai di olio extravergine di oliva, 2 cucchiai di latte,
1 l di brodo vegetale, sale, un pezzetto di peperoncino fresco

# Risotto con zucca e asparagi

1 Preparare il brodo vegetale con sedano, carota e cipolla. Nel frattempo, pulire gli asparagi, eliminando la parte legnosa e pelandoli leggermente con un pelapatate, lavarli e poi tagliarli a rondelle, lasciando intere le punte. Pulire la zucca privandola dei semi, dei filamenti e della scorza esterna, lavarla e tagliarla a cubetti piccoli.

2 Sbucciare la cipolla, lavarla, tritarla finemente e farla appassire in un tegame a fuoco moderato con un po' di brodo vegetale caldo. Aggiungere la zucca e gli asparagi e far insaporire per qualche minuto mescolando con un cucchiaio di legno. A questo punto unire il riso e farlo insaporire. Versare in padella il vino bianco e farlo evaporare a fuoco vivace. Aggiungere, poco alla volta, il brodo vegetale bollente mescolando spesso. Cinque minuti prima della fine cottura aggiungere le punte degli asparagi.

3 Togliere il risotto dal fuoco ancora al dente e lasciarlo riposare a tegame coperto per 1 minuto, quindi aggiungere un filo di olio, dei semi di zucca tostati per decorare e servire.

*ingredienti*

**280 g di riso, 400 g di zucca, 200 g di asparagi, ½ cipolla, 1 l di brodo vegetale (preparato con 1 gambo di sedano, 1 carota, 1 cipolla), ½ bicchiere di vino bianco secco, 1 cucchiaio di semi di zucca, olio extravergine di oliva, sale**

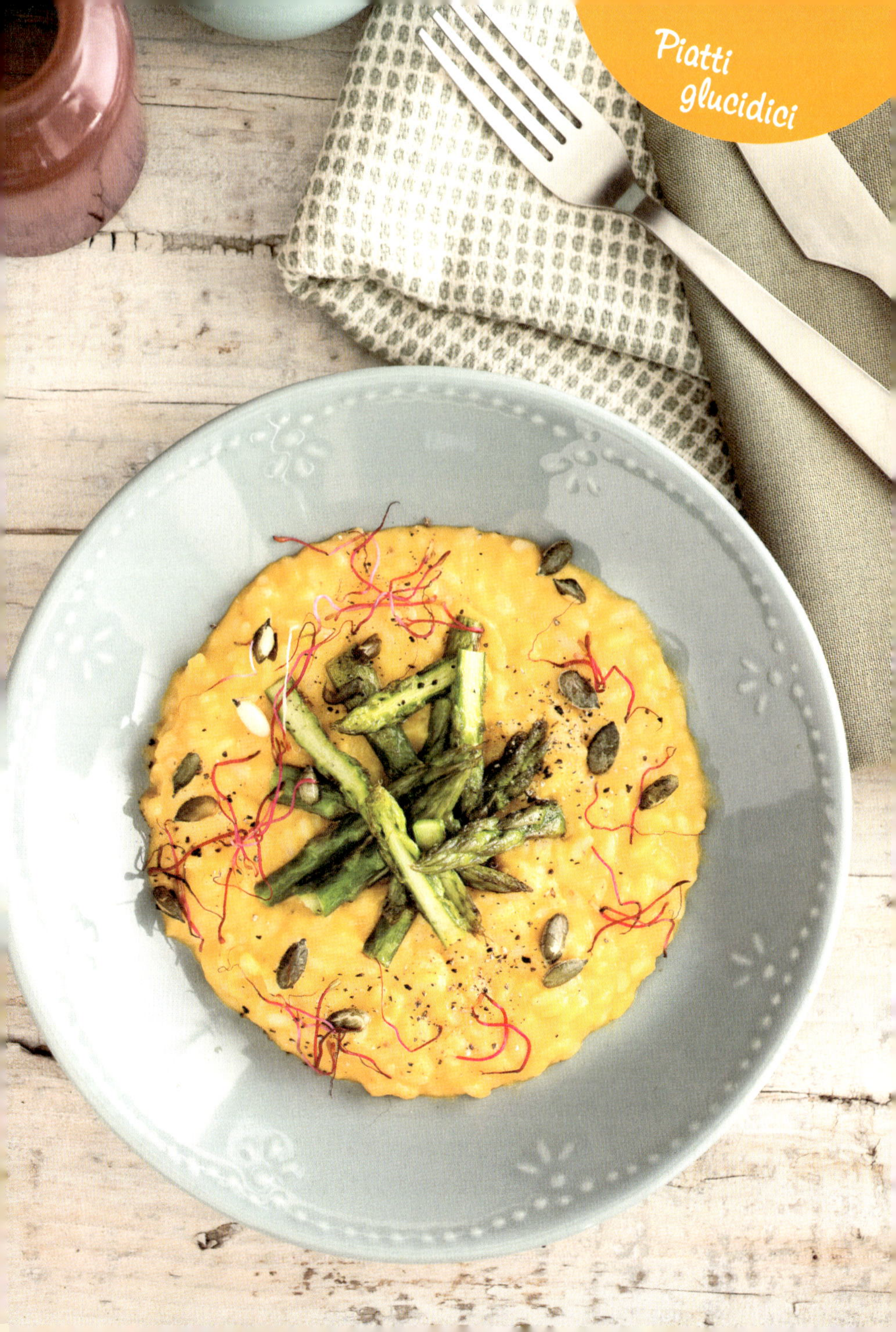

# Polentine al baccalà

1 Tritare l'aglio e la cipolla e farli scaldare in una padella con l'olio. Togliere le spine al baccalà, sminuzzarlo con le mani e aggiungerlo in padella. Unirvi anche i pomodori pelati e un pizzico di sale e lasciar cuocere a fuoco lento per circa 30-40 minuti.

2 Nel frattempo, preparare la polenta secondo le istruzioni riportate nella confezione o secondo le proprie abitudini (senza aggiungere alcun tipo di grasso come condimento). A cottura ultimata, stenderla in una teglia foderata con carta da forno a uno spessore di circa 1,5 cm e lasciarla raffreddare.

3 Quando la polenta è ormai fredda e soda, ritagliarla in piccoli dischi con l'aiuto di un coppapasta. Adagiare le polentine nuovamente sulla teglia con carta da forno, e versare sopra ognuna 1 cucchiaio abbondante di sugo di baccalà. Infornare a 220 °C per 10 minuti; poi togliere dal forno, aggiungere qualche foglia di basilico e servire.

### ingredienti

280 g di farina di mais per polenta, 350 g di baccalà dissalato, 200 g di pomodori pelati, 1 spicchio di aglio, ½ cipolla, 2 cucchiai di olio extravergine di oliva, qualche foglia di basilico, sale

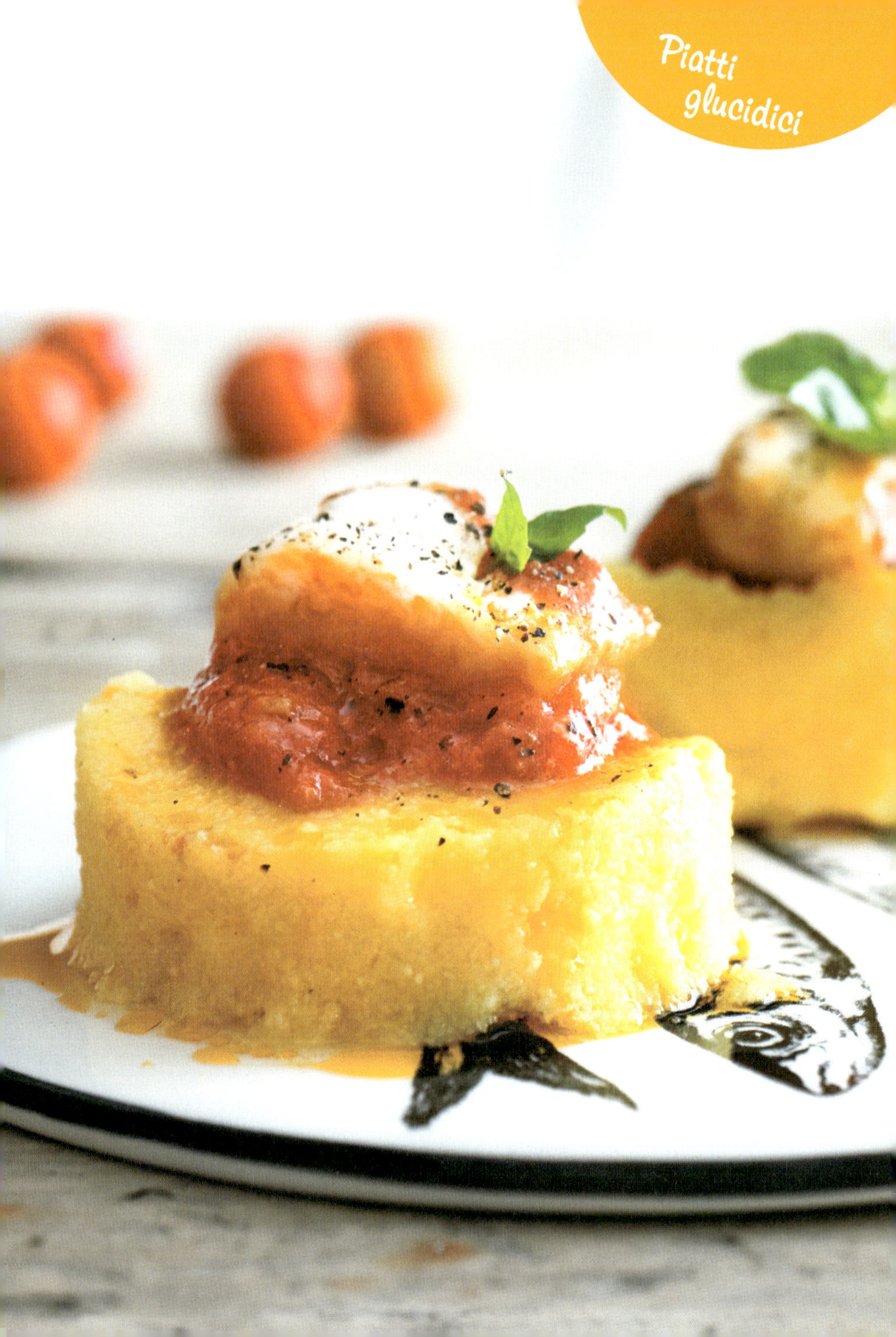

# Lasagne vegetariane

## con erbette e piselli

1 Lavare le erbette, tagliarle a pezzetti e farle bollire per qualche minuto in acqua bollente leggermente salata; poi scolare. Nel frattempo sbollentare anche i piselli e poi scolarli.

2 In una padella, scaldare 2 cucchiai di olio extravergine di oliva con la cipolla finemente tritata; unire le erbette e i piselli, salare, spolverizzare con prezzemolo tritato e lasciar insaporire a fuoco medio. Nel frattempo, preparare la besciamella. In un pentolino, stemperare 3 cucchiai di farina con il brodo vegetale e far sobbollire per 5 minuti mescolando con cucchiaio di legno. Unirvi il parmigiano grattugiato e profumare con una grattata di noce moscata e poi spegnere il fuoco. Tenere da parte una cucchiaiata di besciamella, e mescolare la rimanente con le verdure.

3 Scottare le lasagne in acqua bollente salata per il tempo indicato sulla confezione, poi asciugarle e sistemarle a strati con la salsa alle verdure, in una pirofila. Finire con la besciamella rimasta. Passare le lasagne in forno già caldo, a 200 °C, per circa 20 minuti, facendo dorare la superficie.

### ingredienti

280 g di lasagne di pasta fresca all'uovo, 350 g di erbette, 150 g di piselli (freschi o surgelati), 3 cucchiai di farina, 2 tazze di brodo vegetale, 3 cucchiai di parmigiano grattugiato, 2 cucchiai di olio extravergine di oliva, un mazzetto di prezzemolo, un pizzico di noce moscata, sale

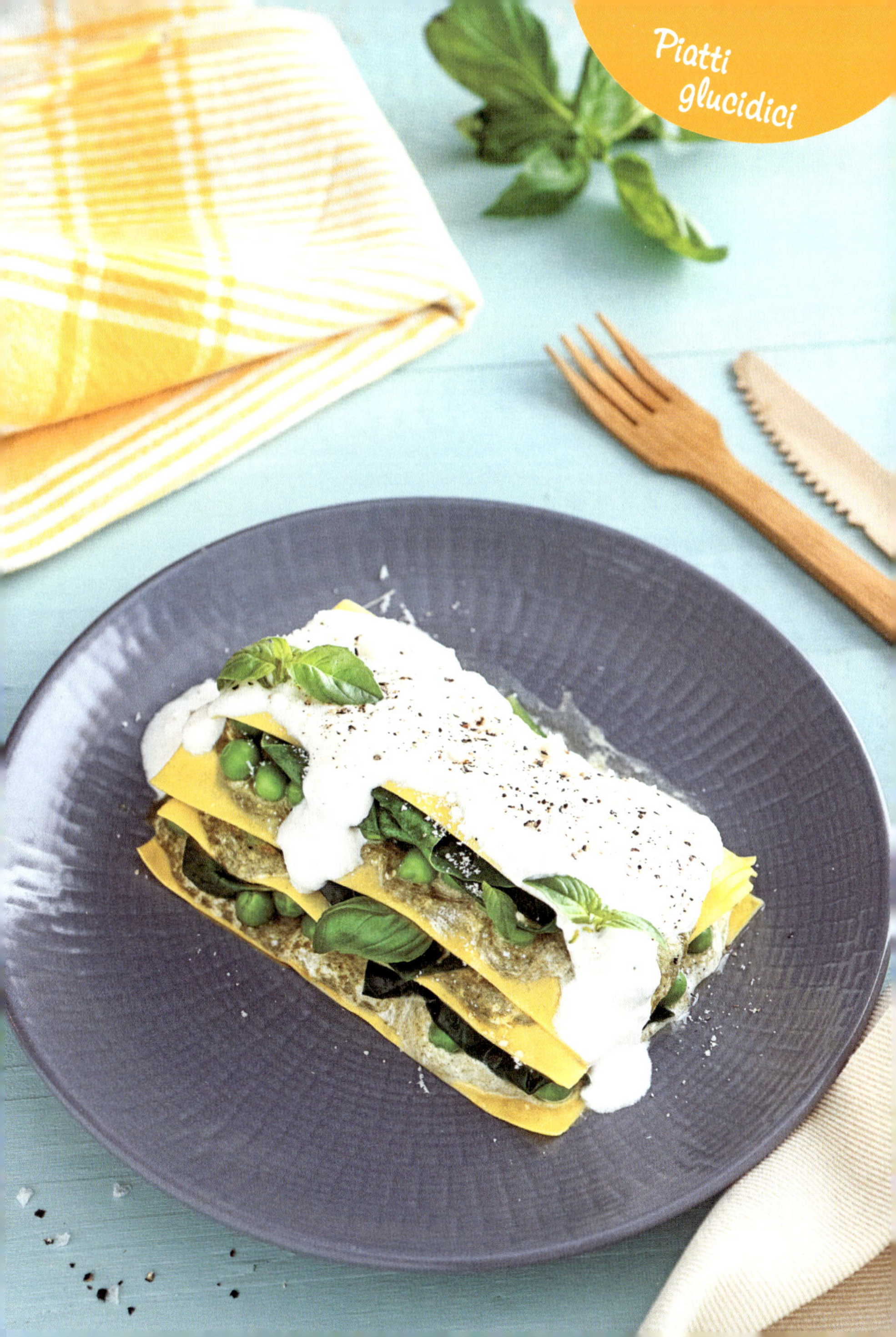
Piatti glucidici

# Cannelloni al forno con ragù di carne

1 Mettere in un tegame la metà della passata di pomodoro, l'olio, il sale, aggiungere il tacchino tagliato a pezzetti e far cuocere per circa 15 minuti (il tacchino non deve cuocersi completamente, poiché andrà poi ripassato in forno come ripieno dei cannelloni).

2 Nel frattempo, sbollentare le sfoglie di pasta in acqua bollente leggermente salata, scolarli per bene e stenderli su uno strofinaccio pulito. Una volta che il ragù di tacchino è pronto, farcire i cannelloni: sistemare, con l'aiuto di un cucchiaio, il ragù su ciascuna sfoglia e arrotolare con le mani la pasta per dare la forma dei cannelloni.

3 Ricoprire il fondo di una teglia con carta da forno. Posizionare i cannelloni uno accanto all'altro e versarvi sopra la passata di pomodoro rimasta, le foglie di basilico e il parmigiano. Far cuocere in forno preriscaldato a 180 °C per un tempo pari a quello indicato sulla confezione della pasta.

## ingredienti

12 sfoglie di pasta per cannelloni, 500 g di passata di pomodoro, 200 g di tacchino, 2 cucchiai di parmigiano, 2 cucchiai di olio extravergine di oliva, qualche foglia di basilico, sale

# Insalatona di quinoa tonno e avocado

1 Portare a bollore l'acqua e far cuocere la quinoa, precedentemente lavata in abbondante acqua, per 15 minuti circa. Una volta cotta, scolarla e passarla velocemente sotto l'acqua corrente. Disporla in una ciotola e lasciarla raffreddare.

2 Nel frattempo, mondare e lavare la lattuga cappuccina. Lasciarla a bagno per qualche minuto in acqua acidulata con aceto o succo di limone. Quindi sciacquarla e passarla in una centrifuga per insalate per far asciugare le foglie.

3 Sbucciare l'avocado e tagliarlo a pezzetti, dopo aver eliminato il nocciolo; ridurre a fettine la cipolla e denocciolare le olive. In una ciotola, riunire la quinoa ormai fredda, l'insalata cappuccina, l'avocado, il tonno sgocciolato, il mais sgocciolato e sciacquato, le olive nere e la cipolla. Condire con un'emulsione di olio extravergine di oliva, un pizzico di sale e abbondante succo di limone, e infine aggiungere una spolverata di prezzemolo tritato.

## ingredienti

120 g di quinoa, 4 scatolette di tonno al naturale (80 g cad.), 1 cespo di lattuga cappuccina, 40 g di mais, 20 olive nere, 1 avocado maturo, 1 cipolla rossa di tropea, una manciata di prezzemolo, 2 cucchiai di olio extravergine di oliva, 1 cucchiaino di aceto, succo di 1 limone, sale

# Miglio con verdure

1 Tostare il miglio in un tegame con 2 cucchiai di olio, poi aggiungere circa 700 ml di acqua già calda e portare a ebollizione. Far cuocere a fiamma bassa per 15-20 minuti, finché l'acqua non viene assorbita completamente.

2 Nel frattempo lavare e sbucciare le carote, lavare le zucchine, eliminando le estremità, e tagliare entrambe le verdure a cubetti piccoli. Lavare e mondare i broccoletti, tagliandoli a pezzetti. Cuocere tutte le verdure al vapore per circa 5 minuti (devono rimanere al dente) e successivamente farle saltare in padella con i restanti 2 cucchiai di olio, l'aglio e il peperoncino.

3 Versare il miglio sulle verdure in padella, mescolare bene, salare e far cuocere un altro paio di minuti prima di servire.

ingredienti

280 g di miglio, 200 g di broccoletti, 700 ml di acqua calda,
2 carote, 2 zucchine, 1 spicchio di aglio,
4 cucchiai di olio extravergine di oliva, peperoncino, sale

# Insalata di cous cous soia rossa, gialla, verde

1 Mettere a bagno la soia la sera precedente. Dopo che sono trascorse almeno 12 ore, farla bollire in acqua con un pizzico di bicarbonato per circa 40 minuti, fino a quando non diventerà tenera.

2 Preparare il cous cous seguendo le indicazioni riportate sulla confezione. Nel frattempo, tritare la cipolla e farla rosolare in una padella con l'olio. Aggiungere i pomodori tagliati a cubetti, lasciar cuocere per qualche minuto e poi spengere. Unire anche la soia precedentemente cotta e mescolare tutto delicatamente.

3 Mettere il cous cous in un piatto di portata e aggiungervi la salsa di soia e pomodori, amalgamando bene il tutto prima di servire.

*ingredienti*

240 g di cous cous, 60 g di soia rossa (azuki), 60 g di soia verde, 60 g di soia gialla, 400 g di pomodori, 1 cipolla, 2 cucchiai di olio extravergine di oliva, sale

# Insalata di cereali misti

## con mandorle e pomodorini secchi

1 Porre in una pentola i cereali, precedentemente sciacquati sotto l'acqua corrente, e unire abbondante acqua fino a ricoprirli, quindi lessarli seguendo le indicazioni sulla confezione (si trovano in commercio confezioni con mix di cereali, che in genere hanno bisogno di circa 30 minuti di cottura). Una volta cotti i cereali, scolarli e passarli velocemente sotto acqua fredda corrente in modo da bloccare la cottura, quindi trasferirli in una ciotola capiente e farli raffreddare.

2 Mondare la verza, ricavare le foglie, tagliarla a listarelle e farla scottare in poca acqua leggermente salata per circa 5 minuti. Le foglie devono rimanere sode e croccanti. Nel frattempo, far rinvenire l'uvetta in un bicchiere di acqua tiepida per circa 10 minuti, quindi scolarla e strizzarla delicatamente. Tagliare i pomodorini secchi a pezzetti grossolani.

3 In una ciotolina, grattugiare la scorza di mezzo limone non trattato e spremerne il succo. Unirvi l'olio extravergine di oliva e un pizzico di sale. Mescolare bene il tutto con una forchetta e condire con questa vinaigrette i cereali. Unire ai cereali la verza, l'uvetta, i pomodorini secchi e le mandorle a scaglie, girare delicatamente con un cucchiaio di legno e gustare l'insalata fredda.

### ingredienti

280 g di cereali misti (orzo, avena, riso selvatico ecc.), 15 pomodorini secchi, 2 cucchiai di uvetta, 2 cucchiai di mandorle a lamelle, 10 foglie di verza, 1 limone non trattato, 2 cucchiai di olio extravergine di oliva, sale

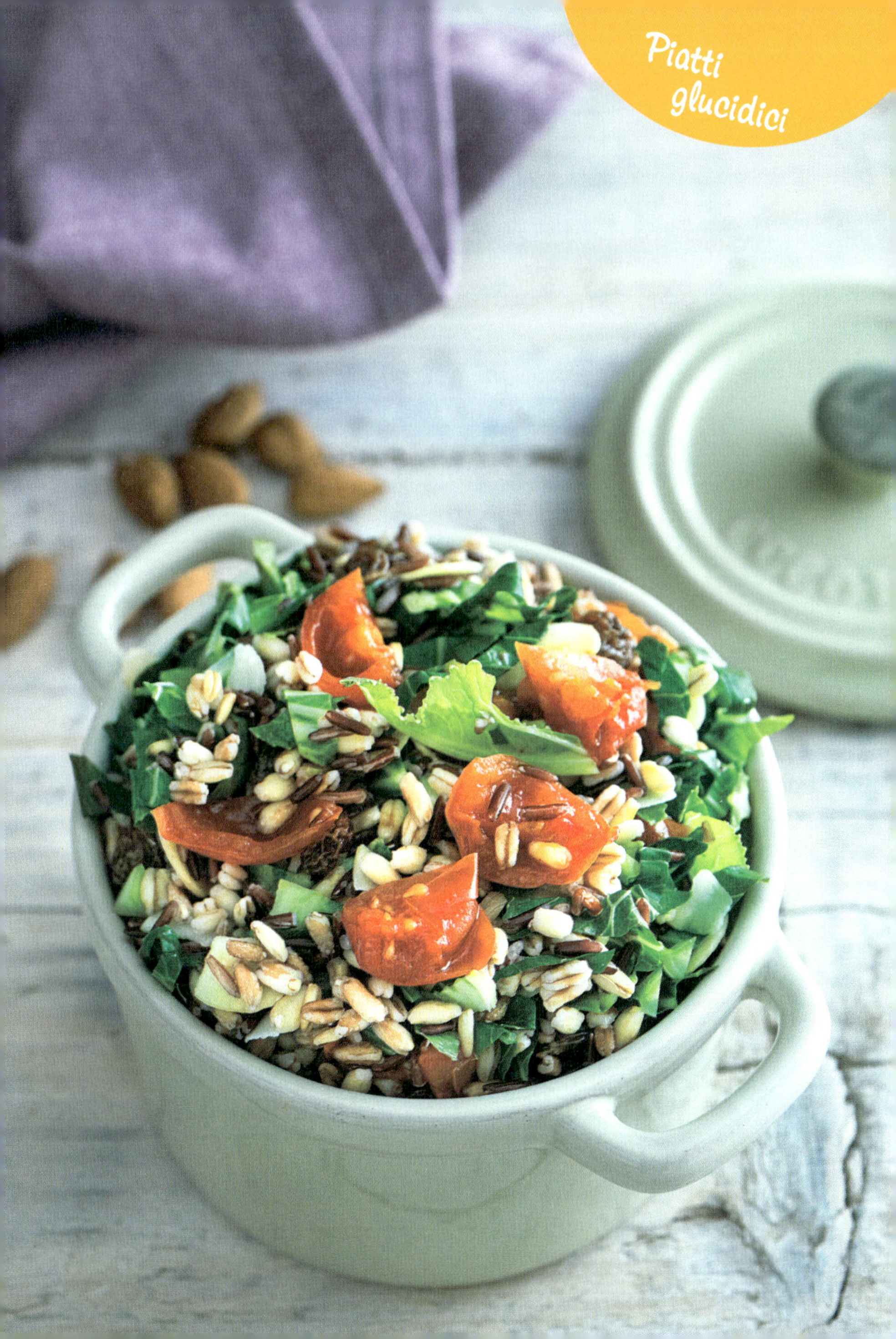

# Insalata di ceci e patate rosse

1 Mettere in ammollo i ceci la sera prima. Trascorse almeno 12 ore, sciacquarli e farli lessare in una pentola con abbondante acqua bollente per circa 2 ore.

2 Sbucciare e lavare le patate, poi tagliarle a cubetti di circa 1,5 cm; prendere il cipollotto, separare la parte verde, che va tenuta da parte per utilizzarla successivamente, dalla parte bianca, che va tagliata in quarti. Far cuocere a vapore le patate e la parte bianca del cipollotto per circa 15 minuti.

3 Nel frattempo, preparare la salsa. In una terrina piccola, emulsionare con la forchetta l'olio, la senape, l'aceto, il succo di mela, il basilico spezzettato e l'aglio schiacciato con l'apposito spremi aglio. Tritare la parte verde del cipollotto e trasferirla in una insalatiera, insieme ai ceci, alle patate e alla parte bianca del cipollotto. Aggiungere all'insalata la salsa, mescolare e servire tiepida.

## ingredienti

200 g di patate rosse, 90 g di ceci secchi, 1 cipollotto, 1 cucchiaio scarso di senape di Digione, 1 cucchiaio di aceto di vino rosso, 1 cucchiaio di succo di mela, una manciata di foglie di basilico, ½ spicchio di aglio tritato, 1 cucchiaio di olio extravergine di oliva, sale

# Crema di patate e asparagi

**1** Sbucciare le patate, lavarle e tagliarle a dadini. Pulire gli asparagi, lavarli e tagliarli a rondelle, lasciando le punte intere. Sbollentare le punte di asparagi e tenerle da parte.

**2** In un tegame di coccio, scaldare l'olio extravergine di oliva con la cipollina sottilmente affettata. Unire le patate e gli asparagi a rondelle, stufare e bagnare con il brodo vegetale caldo. Aggiustare di sale e far cuocere per circa 20 minuti.

**3** Passare la zuppa nel frullatore fino a ottenere una crema, poi versarla di nuovo nel tegame. Unire le punte di asparagi e 2 cucchiai di latte caldo, infine spolverizzare con prezzemolo tritato.

*ingredienti*

200 g di patate bianche e farinose, 100 g di asparagi,
200 ml di brodo vegetale, 1 cipolla,
1 cucchiaio di olio extravergine di oliva, 2 cucchiai di latte,
una manciata di prezzemolo, sale

# Zuppa di farro e zucca allo zenzero

1 Lavare e lasciare ammorbidire in acqua fredda il farro per circa 3 ore. Pulire la zucca privandola dei semi, dei filamenti e della scorza esterna, lavarla e tagliarla a dadini.

2 Versare in una pentola il brodo vegetale, unirvi lo zenzero grattugiato e portare a ebollizione. Aggiungere il farro, salare leggermente, coprire e far cuocere a fuoco moderato per 20 minuti circa. A questo punto unire la zucca e cuocere ancora per 10 minuti.

3 Spegnere il fuoco, irrorare la zuppa con l'olio, lasciar riposare un paio di minuti e gustate caldo.

ingredienti

20 g di farro, 200 g di zucca gialla, 1,5 l di brodo vegetale (preparato con 1 gambo di sedano, 1 carota, 1 cipolla), 40 g di zenzero grattugiato, 2 cucchiai di olio extravergine di oliva

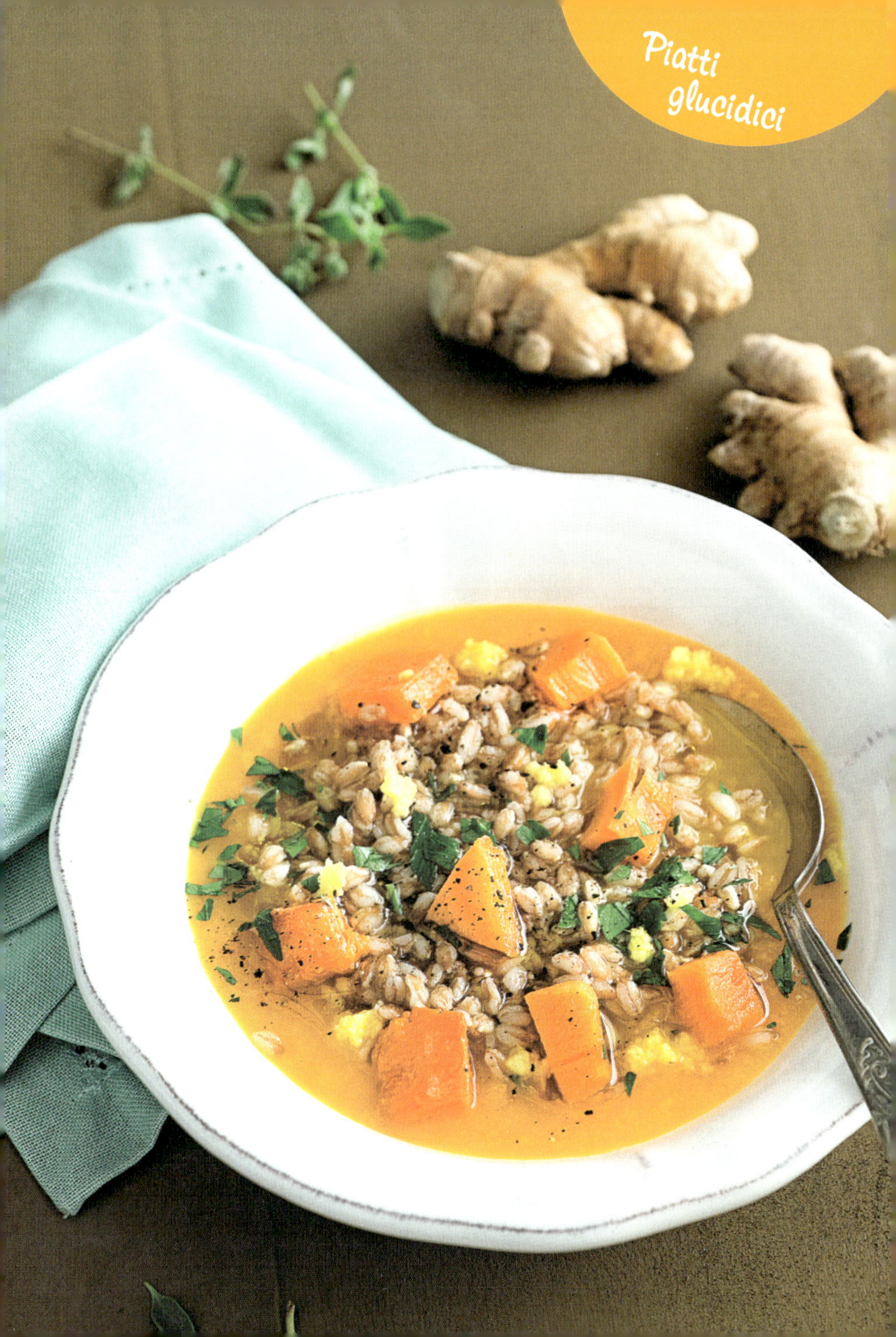

# Minestra di ceci toscana

1 Cuocere i ceci in abbondante acqua per 30 minuti. Poi scolarli e sciacquarli con acqua calda.

2 Nel frattempo, in un tegame, brasare in pochissima acqua l'aglio, la cipolla e il rosmarino tritati. Aggiungere i ceci, le carote e il sedano tritati e 1,5 l di acqua e cuocere il tutto per 1 ora con l'alga. A fine cottura, salare e passare la metà dei ceci al passaverdure (o nel mixer). Unire poi i ceci frullati alla zuppa, far riprendere il bollore e infine spegnere il fuoco. Lasciar riposare qualche minuto.

3 Dorare al forno le fette di pane e poi sfregarle con uno spicchio di aglio. Servire nei piatti dopo aver sistemato sul fondo di ciascuno una fetta di pane; completare con un filo di olio.

ingredienti

300 g di ceci ammollati, un pezzetto di alga kombu, 2 carote, 1 gambo di sedano, 1 cipolla piccola, 1 spicchio di aglio, rosmarino, olio extravergine di oliva, sale, 4 larghe fette di pane (meglio se toscano)

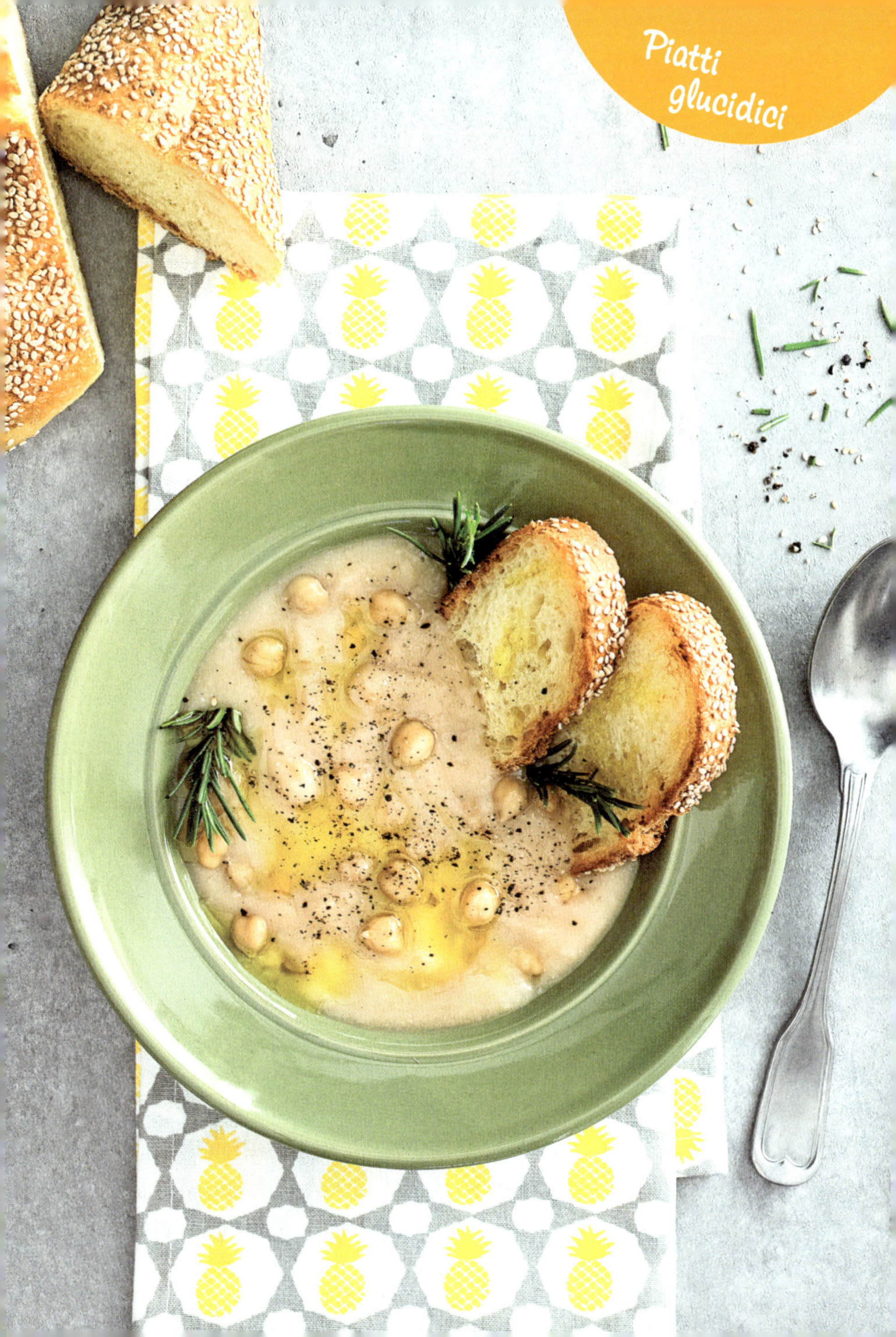

# Lupini in salsa rossa

1 Pelare i pomodori dopo averli scottati per un minuto in acqua bollente. Tritarli grossolanamente e metterli in un tegame con l'aglio tritato. Portare a bollore, poi abbassare il fuoco.

2 Pulire i peperoni dai semi e tagliarli ad anelli sottili, scolare e sciacquare i lupini sotto acqua corrente e poi unire tutto nel tegame con il pomodoro. Proseguire la cottura a fuoco lento. Sfilettare l'acciuga, sciacquarla rapidamente sotto l'acqua e farla sciogliere nel sugo, schiacciandola con una forchetta.

3 Dopo 20 minuti, aggiungere il basilico e cuocere ancora per 10 minuti. Eventualmente alzare la fiamma se il sugo risultasse troppo liquido. Alla fine, aggiungere l'olio e regolare di sale.

4 Servire su crostoni di pane o come condimento di riso integrale. Aggiungere alla fine l'olio.

*ingredienti*

500 g di lupini dolci (330 g sgocciolati), 400 g di pomodori maturi, 150 g di peperoni rossi dolci a sigaro, 2 spicchi di aglio, 1 acciuga salata deliscata, 2 cucchiai di olio extravergine di oliva, un rametto di basilico

# Arrosto di lenticchie

1 Mettere in ammollo le lenticchie la sera prima. Trascorse almeno 10 ore, far bollire le lenticchie per 10 minuti, scolarle e sciacquare con acqua calda.

2 Nel frattempo, tritare la cipolla e l'aglio e farli stufare con l'olio. Aggiungere il sedano tritato finemente, le lenticchie e tanta acqua calda quanto basta a coprirle bene. Dopo 45-50 minuti, unire alle lenticchie la salsa di soia, far cuocere ancora qualche minuto e poi passare le lenticchie con il passa verdure. Unire al composto le noci tritate, i tuorli d'uovo, il pane grattugiato e aggiustare di sale. Mescolare con cura.

3 Prendere uno stampo da plumcake, foderarlo con carta da forno, adagiarvi il composto, chiudere con la carta come se fosse un cartoccio e passare in forno caldo a 180 °C per un'ora circa. Servire tagliato a fettine, come un arrosto.

*ingredienti*

250 g di lenticchie piccole, 150 g di noci, 2 tuorli d'uovo, 1 cipolla, 1 gambo di sedano, 1 spicchio di aglio, 80 g di pane grattugiato, 1 cucchiaio di olio extravergine di oliva, 1 cucchiaio di salsa di soia, sale

# Pane di segale fatto in casa

1 Sciogliere il lievito in poca acqua tiepida (non calda), aggiungervi il malto e mescolare bene. Mettere la farina in una ciotola capiente, versarvi sopra il lievito e cominciare a impastare versando poco per volta l'acqua; dopo aver amalgamato un po', aggiungere il sale (che non deve andare a contatto diretto con il lievito). La farina di segale tende a essere un po' appiccicosa: ungersi le mani con un po' di olio può aiutare a impastare più facilmente. Lavorare energicamente l'impasto per 5 minuti, poi farlo riposare per 10 minuti, coperto. Rimpastare ancora per 5 minuti, coprire e lasciar lievitare per 1 ora a temperatura ambiente.

2 A questo punto, formare con l'impasto una pagnotta e sistemarla sulla placca del forno, spolverarla di farina e coprirla ancora per 20 minuti. Nel frattempo, accendere il forno a 220° C, mettendo nella parte bassa una ciotolina con un po' di acqua (servirà a umidificare). Trascorsi i 20 minuti, bagnare la pagnotta usando un pennello da cucina, incidere facendo dei tagli a croce, spolverare con altra farina e infornare per circa 50 minuti.

3 Il pane è ben cotto quando, se si batte sotto, produce un suono sordo, come vuoto; ma già il colore dorato aiuterà a capire qual è il punto giusto di cottura. Il pane di segale è indicato ai pasti, ma anche tostato a colazione con un cucchiaio di marmellata con limitata presenza di zuccheri.

### ingredienti

**1 kg di farina di segale, 700 ml circa di acqua tiepida, 40 g di lievito fresco, 20 g di sale, un cucchiaio di malto**

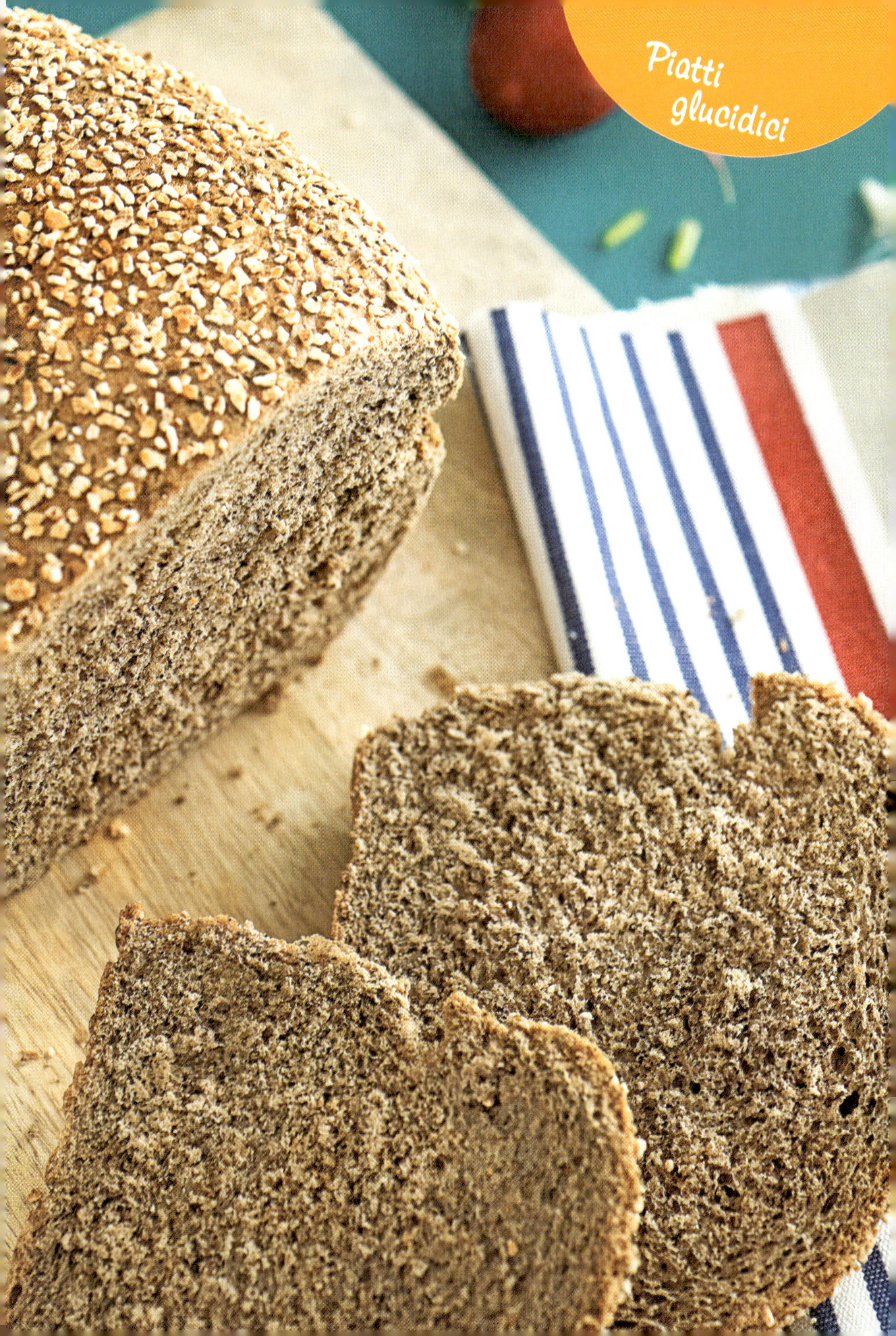
Piatti
glucidici

# Calamaretti ripieni in umido

1 Pulire i calamaretti, lavarli e sgocciolarli. Staccare i tentacoli dal corpo centrale e tritarli.

2 Preparare un trito di carota, sedano e cipolla e unirvi i tentacoli tritati, mescolando bene il tutto. Salare leggermente e usare questo composto per riempire, con l'aiuto di un cucchiaino, i calamari.

3 Pelare e spezzettare i pomodori, metterli in un tegame di coccio con lo spicchio di aglio schiacciato e l'olio extravergine di oliva. Aggiustare di sale e far sobbollire per 5-6 minuti. A questo punto trasferire nel tegame i calamari ripieni, coprire e far cuocere per circa 15 minuti. Poco prima di spegnere il fuoco, spolverizzare con abbondante prezzemolo tritato.

## ingredienti

600 g di calamaretti, 2 carote, 1 gambo di sedano, 1 cipolla piccola, 4 pomodori maturi e sodi, un mazzetto di prezzemolo tritato, 1 spicchio di aglio, 2 cucchiai di olio extravergine di oliva, sale

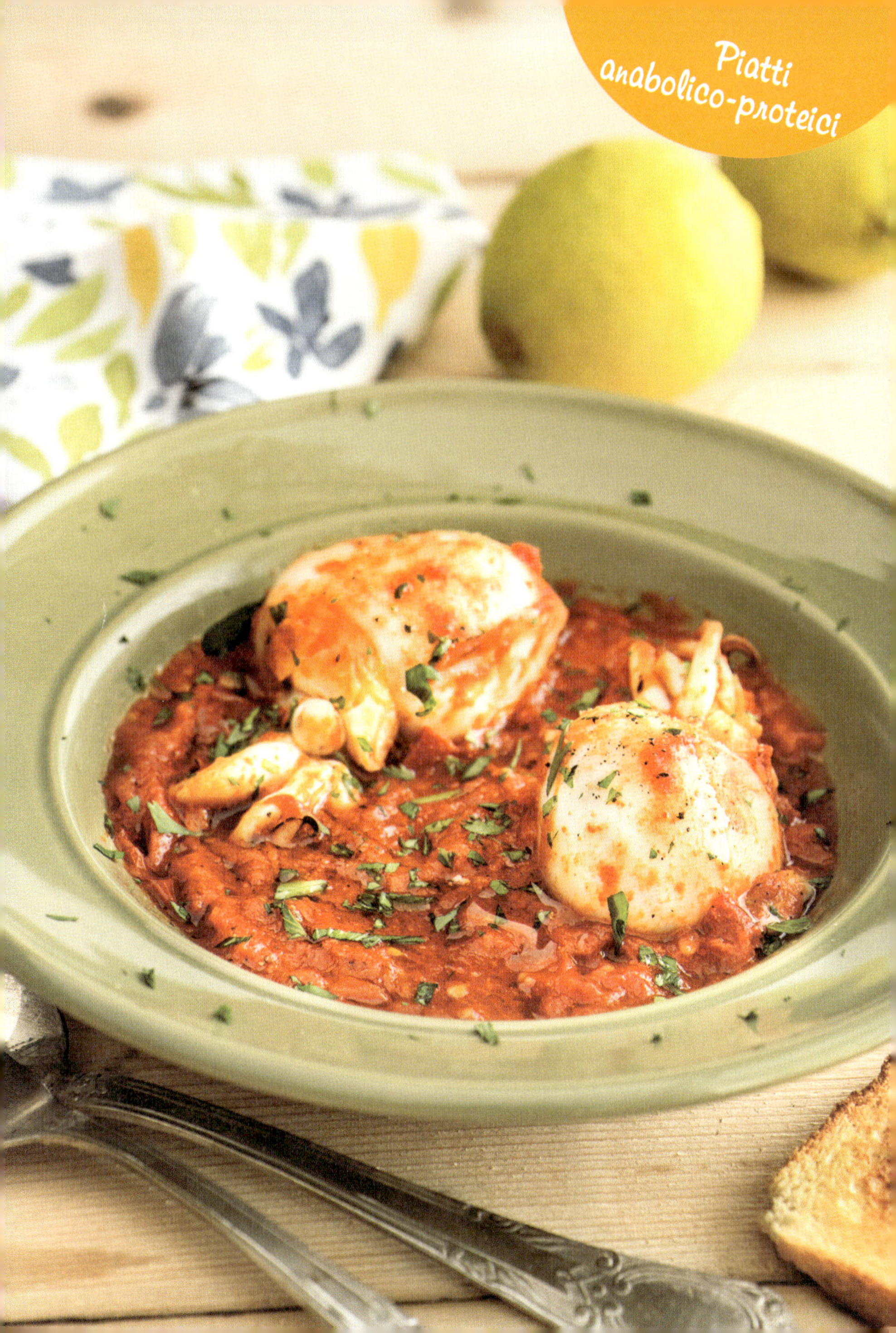

# Polpettine di sogliola e verdure

1 Prendere le sogliole, già fatte spellare dal pescivendolo, lavarle e farle lessare in una pentola con abbondante acqua bollente per circa 15 minuti. Scolarle per bene e poi tritarle con una forchetta. Lavare e sbucciare le carote, lavare e spuntare le zucchine. Far scottare le verdure in acqua bollente per 10 minuti, poi scolarle e tagliarle finemente.

2 Mettere in una ciotola la sogliola e le verdure a pezzetti, la cipolla e il prezzemolo finemente tritati, gli albumi e il pan grattato. Amalgamare mescolando gli ingredienti con un cucchiaio, finché l'impasto non avrà raggiunto una consistenza uniforme.

3 Formare delle palline con le mani e metterle in una teglia ricoperta con carta forno. Far cuocere le polpette in forno preriscaldato a 180 °C per circa 15 minuti, rigirandole ogni tanto finché non saranno dorate. Prima di servire spruzzarvi sopra il succo di limone.

## ingredienti

500 g di sogliole, 100 g di carote, 100 g di zucchine, 4 albumi d'uovo, 80 g di pan grattato, 1 cipolla, 1 limone, una manciata di prezzemolo, sale

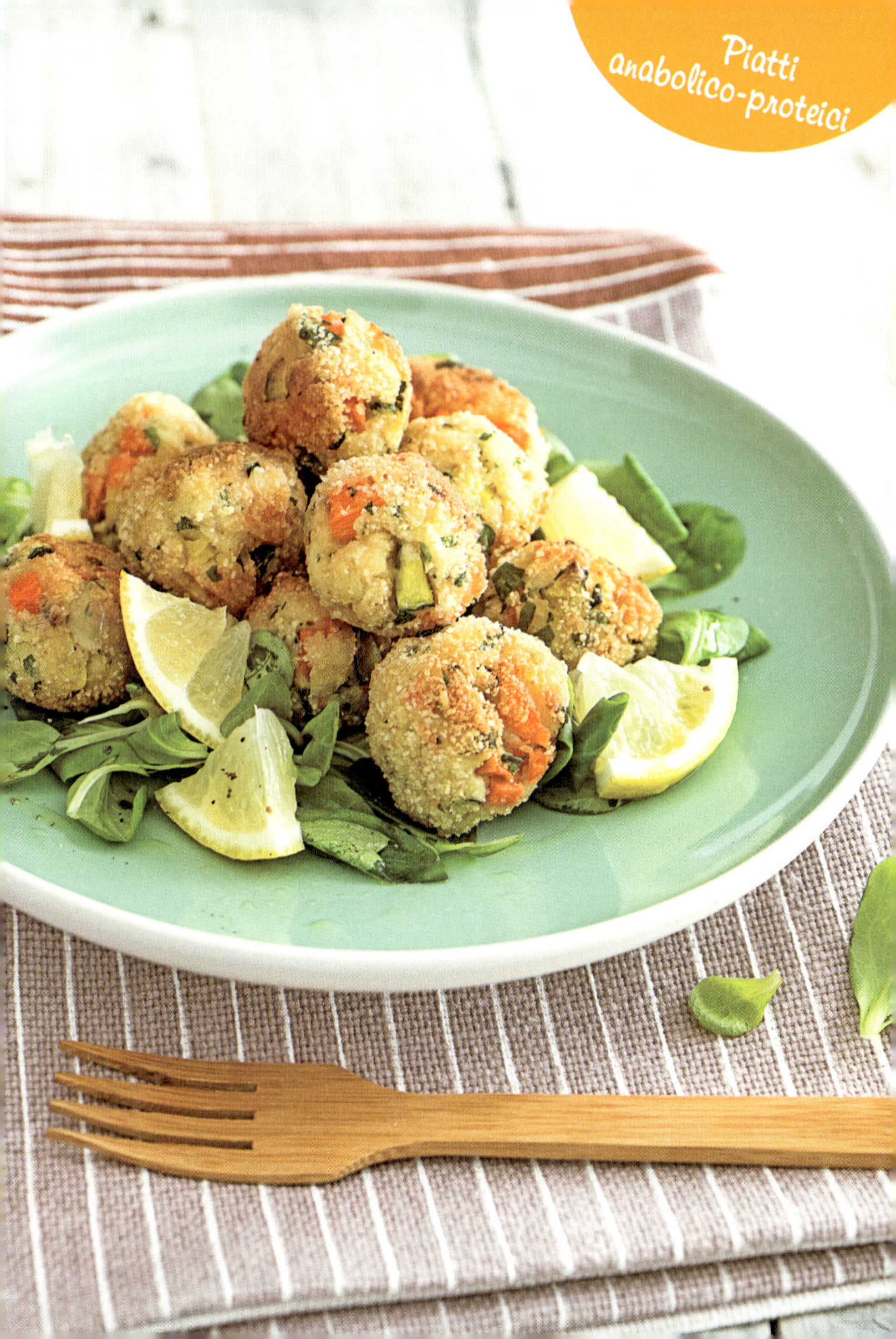

# Cardi con le acciughe

1 Pulire i cardi, eliminando le parti dure e i filamenti, e poi lavarli. Tagliarli a pezzetti e farli cuocere nella pentola a pressione con poca acqua per circa 40 minuti. Quando saranno cotti, scolarli e appoggiarli su un panno in modo che asciughino bene.

2 Mettere in un tegame a fuoco basso l'aglio, le acciughe e il prezzemolo tritato. Quando l'acciuga sarà sciolta aggiungere l'olio e i cardi per farli insaporire.

*ingredienti*

**500 g di cardi, 2 acciughe, un ciuffetto di prezzemolo, 1 spicchio di aglio, 2 cucchiai di olio extravergine di oliva**

# Tranci di pesce spada con capperi e olive

**1** In un tegame di coccio, scaldare l'olio extravergine con la cipolla tagliata a fettine. Unire un pezzetto di peperoncino e i pomodori maturi spezzettati. Disporre nel tegame le fette di pesce spada, coprire con un coperchio e far cuocere a fuoco vivace per circa 15 minuti.

**2** A fine cottura, qualche minuto prima di spegnere il fuoco, unire i capperi dissalati sotto acqua corrente, le olive tagliate a filetti e il basilico spezzettato.

*ingredienti*

4 fette di pesce spada (totale 320 g), 4 pomodori maturi, 2 cucchiai di olio extravergine di oliva, 1 cipolla, 2 cucchiaini di capperi, 8 olive nere, peperoncino fresco, una manciata di basilico

# Trota ripiena di zucchine

1 Lavare le zucchine, spuntarle e tagliarle a dadini. In una padella antiaderente, scaldare l'olio con la cipolla finemente tritata, unirvi le zucchine, salare, spolverizzare con il prezzemolo tritato. Far saltare per 5 minuti, poi togliere dal fuoco e tenere da parte.

2 Nel frattempo, sviscerare la trota, lavarla, salarla dentro e fuori e riempire il taglio del ventre con le zucchine saltate.

3 Trasferire la trota su una teglia ricoperta con carta da forno, coprirla con il limone tagliato a fettine, aromatizzare il rosmarino e far cuocere in forno preriscaldato 180 °C per circa 45 minuti.

## ingredienti

1 trota da 600 g, 4 zucchine, 1 cipolla, 1 limone, 2 cucchiai di olio extravergine di oliva, un mazzetto di prezzemolo, qualche rametto di rosmarino, sale

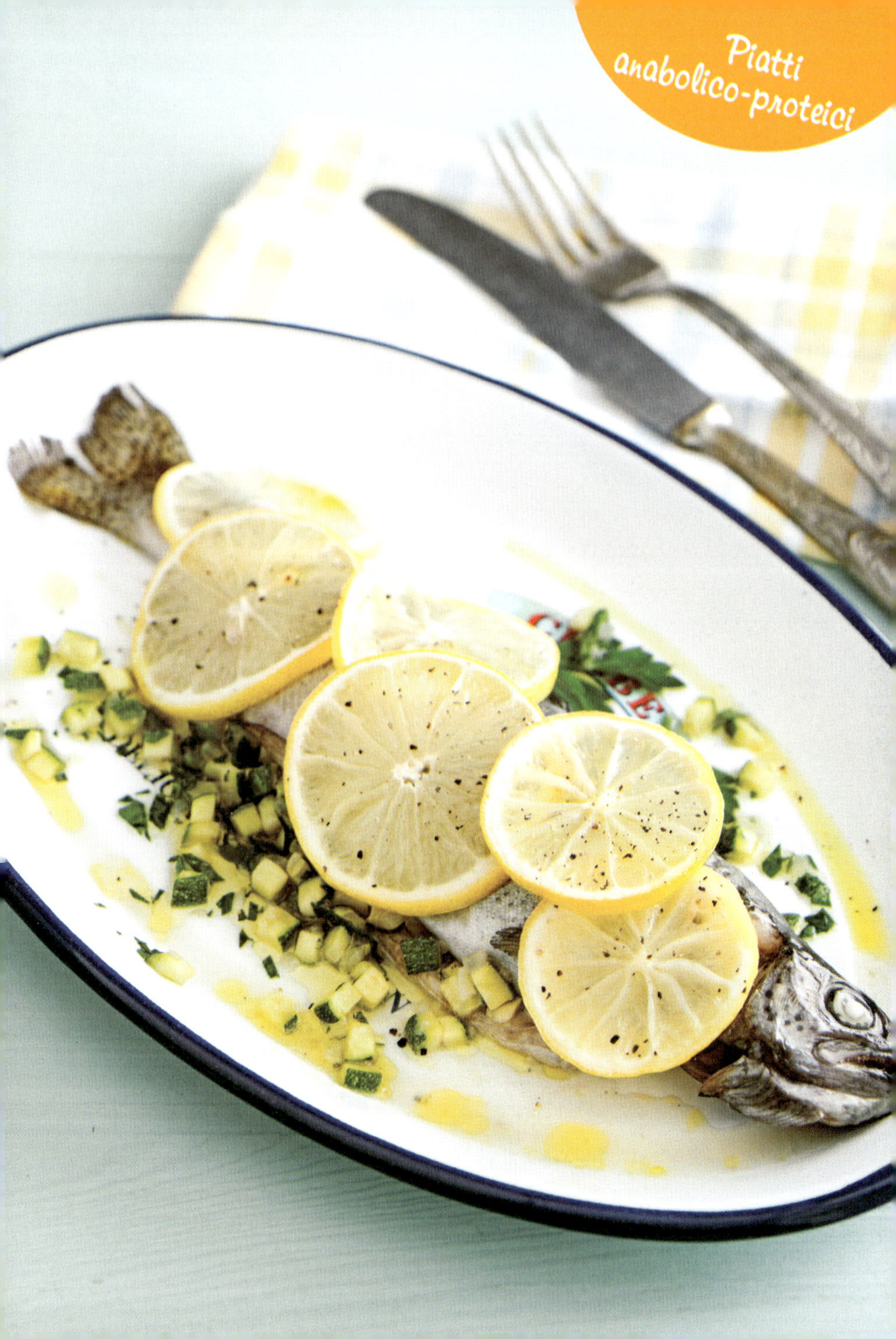

# Panzanella di mare

1 Lavare il pomodoro, tagliarlo a pezzetti grossolani, eliminare i semi e metterli in una ciotola a fare il sugo con un pizzico di sale e di pepe, un cucchiaio di olio e il basilico.

2 Metter il pane in un recipiente e bagnarlo con un po' di acqua, senza inzupparlo troppo. Lasciarlo ad ammollare.

3 Nel frattempo, sbucciare le code di gambero, lavarle e inciderne il dorso con un taglio. Farle scottare in acqua bollente salata per 1 minuto e poi scolare bene.

4 Strizzare il pane bagnato e sbriciolarlo in una zuppiera. Aggiungere i pomodori con il loro sugo, la cipolla tritata finemente e i cetrioli a fettine. Unire le code di gambero e condire con succo di limone, sale (anche speziato, se piace) e una spolverata di aglio in polvere.

5 Mettere in frigo e far raffreddare per circa un quarto d'ora. Prima di servire aggiungere un filo di olio extravergine di oliva.

*ingredienti*

4 fette di pane casereccio raffermo, 200 g di code di gambero, 2 grandi pomodori da insalata, 1 cipolla, 2 cetrioli, 1 limone, olio extravergine di oliva, sale, pepe, aglio in polvere, qualche foglia di basilico

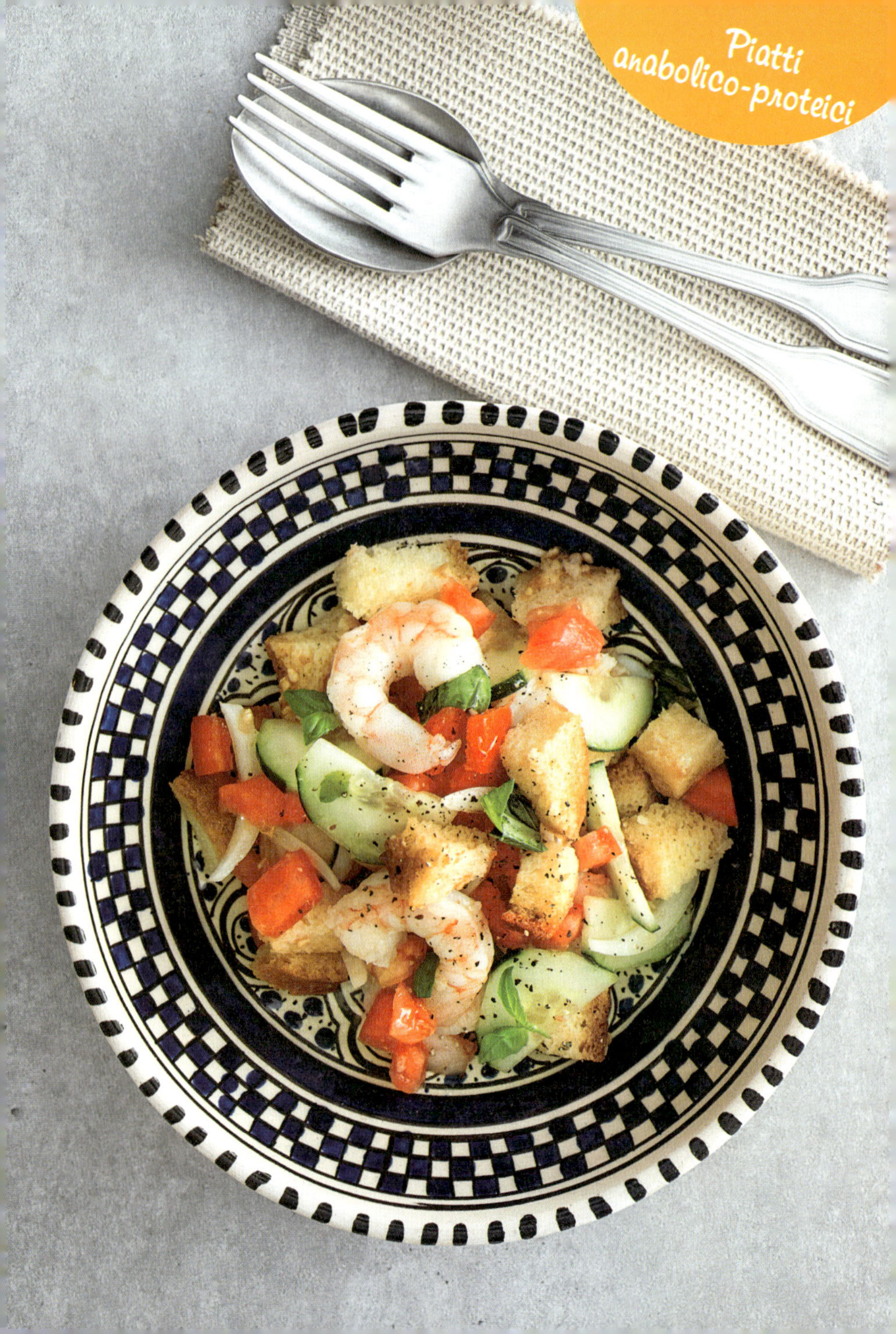

# Pollo in cartoccio al limone e salvia

1 Eliminare la pelle dai pezzi di pollo, salarli e strofinarli con lo spicchio di aglio schiacciato. Lavare e spazzolare sotto acqua corrente un limone e tagliarlo a fettine.

2 Preparare un rettangolo di carta di alluminio, spennellarlo con un cucchiaio di olio di oliva, disporvi la metà delle fettine di limone e qualche fogliolina di salvia.

3 Trasferirvi sopra i pezzetti di pollo, aggiungere sale e pepe e aromatizzare con altra salvia e con le rimanenti fettine di limone. Chiudere il cartoccio e passare in forno preriscaldato a 180 °C per circa 40 minuti.

ingredienti

400 g di spezzatino di pollo, 1 spicchio di aglio, 1 limone, qualche foglia di salvia, olio extravergine di oliva, sale, pepe

# Spezzatino di coniglio ai funghi

1 In una padella far scaldare l'olio con un pizzico di sale e un pezzetto di peperoncino. Unire lo spezzatino di coniglio, farlo rosolare e aromatizzare con uno spicchio di aglio schiacciato, foglioline di rosmarino e maggiorana.

2 Spruzzare con il vino, coprire e cuocere a fuoco moderato per circa 30 minuti, bagnando con un mestolo di acqua calda, se necessario. Infine, aggiungere i funghi champignon, puliti e affettati sottilmente, e far cuocere per altri 10 minuti.

ingredienti

550 g di spezzatino di coniglio, 800 g di funghi champignon,
2 cucchiai di olio extravergine di oliva, 1 spicchio di aglio,
½ bicchiere di vino bianco secco, peperoncino, rosmarino, maggiorana, sale

# Filetto di tacchino in insalata

1 Lessare i filetti di tacchino per circa 15 minuti in acqua bollente salata. Scolare per bene e tagliarli a listarelle.

2 Mondare e lavare l'insalata, unire il finocchio lavato e tagliato finemente e le noci spezzettate. Condire con olio, sale, pepe e il succo di limone.

ingredienti

480 g di filetto di tacchino,
150 g di insalata mista (lattuga, radicchio, soncino ecc.),
2 finocchi, 20 gherigli di noce, 1 limone,
2 cucchiai di olio extravergine di oliva, pepe, sale

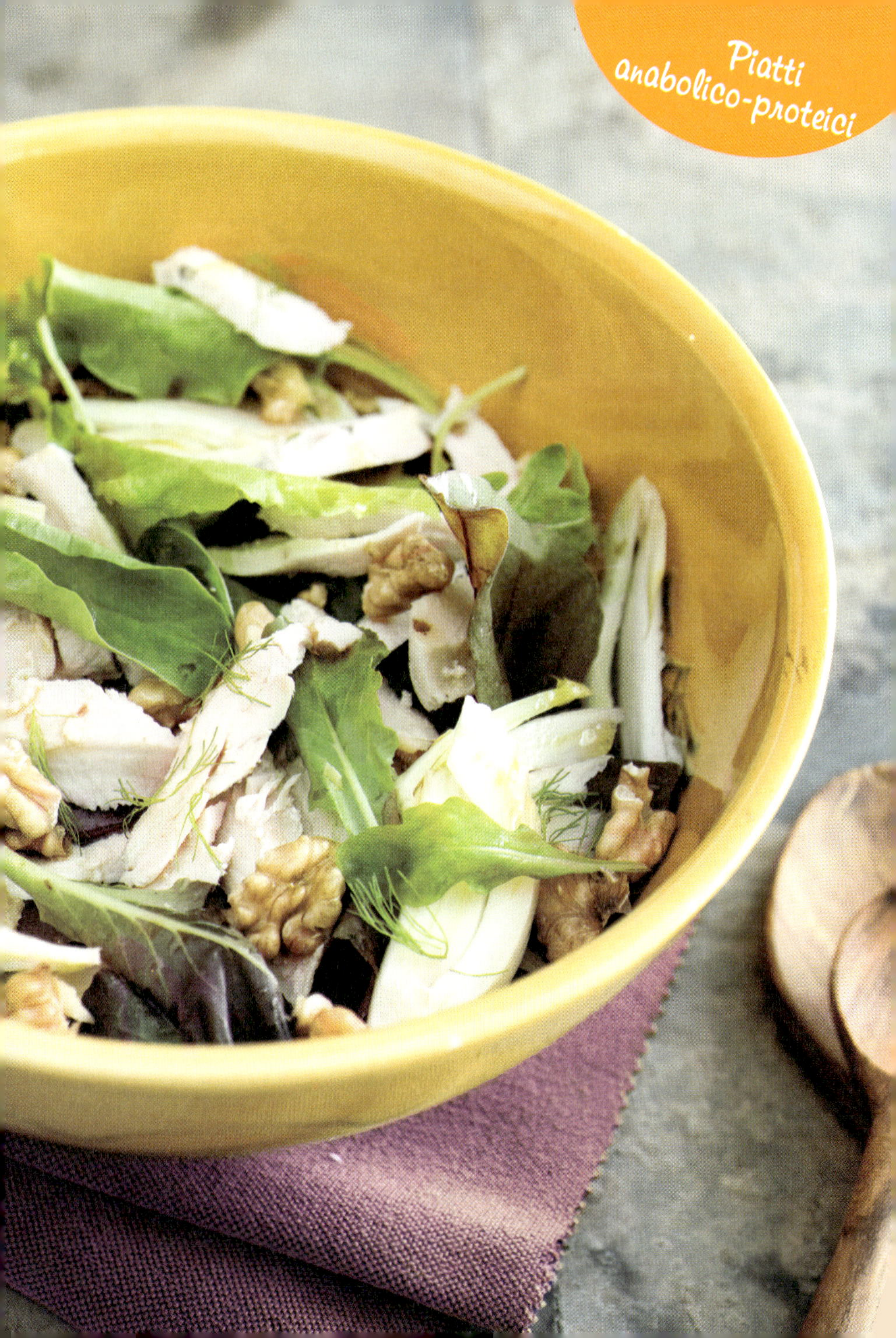

# Straccetti di pollo

## grigliati al ginger e agrumi con riso venere

1 Portare a bollore abbondante acqua in una pentola capiente, salare e buttarvi il riso venere. Lasciar cuocere per 40 minuti (o per il tempo indicato sulla confezione), poi scolare e tenere da parte.

2 Nel frattempo, tagliare il petto di pollo a piccoli pezzi della grandezza di una noce. Scottarli sulla piastra (quella di ghisa da mettere direttamente sul gas) leggermente unta con un velo di olio. Dopo un paio di minuti, salare con il sale speziato e aggiungere sulla piastra la cipolla e le zucchine tagliate per il lungo a fettine sottilissime. Rigirare frequentemente il tutto, le verdure si ridurranno molto.

3 Quando il pollo comincia a essere arrostito e dorato, aggiungere succo di limone e ginger fresco sbucciato e tagliato a fiammifero. Togliere tutto dalla piastra e mettere a parte.

4 Impiattare il pollo con accanto il riso venere cotto precedentemente, a cui si può dare la forma di una cupoletta con l'aiuto di una ciotolina.

### ingredienti

480 g di petto di pollo, 160 g di riso venere, 2 zucchine, 1 cipolla, olio extravergine di oliva, succo di limone, sale speziato, ginger fresco

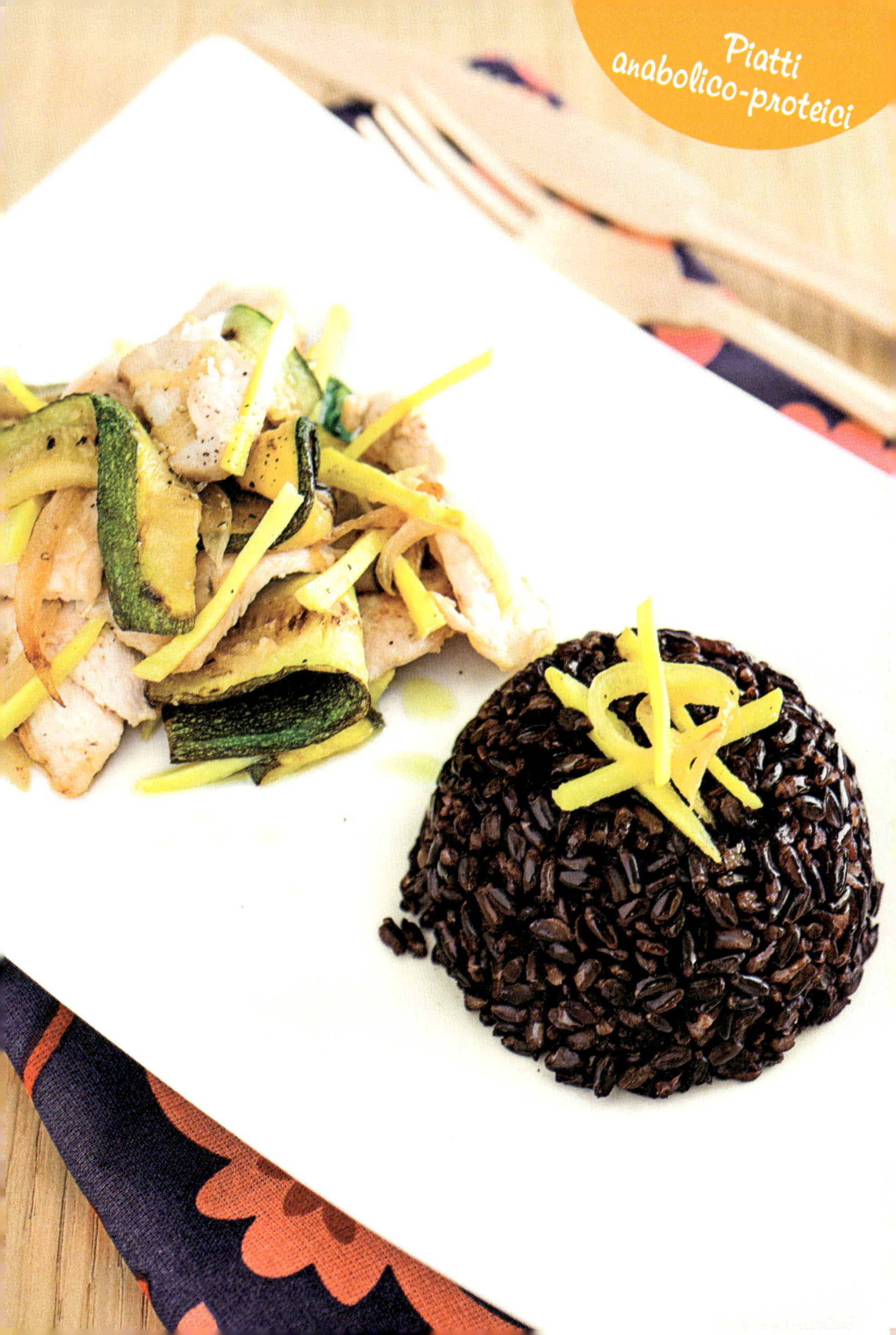

# Dadolata di tacchino

## con porri e funghi al curry

1 Pulire, lavare e asciugare i funghi, poi affettarli finemente con il coltello. Mondare un porro, lavarlo e tagliarlo a rondelle. Metterlo in un tegame di coccio con un cucchiaio di olio extravergine di oliva e lasciarlo stufare.

2 Unirvi poi il tacchino tagliato a dadini. Fare dorare, salare leggermente e irrorare il vino bianco. Quando il vino sarà evaporato, unire i funghi, il curry e del prezzemolo tritato e amalgamare bene il tutto.

3 Cuocere a fiamma vivace, mescolando di tanto in tanto per circa 10 minuti. Spegnere il fuoco quando i funghi sono ancora al dente.

### ingredienti

400 g di funghi, 400 g di fesa di tacchino, 1 porro, mezzo bicchiere di vino bianco secco, 1 cucchiaio di curry in polvere, una manciata di prezzemolo, olio extravergine di oliva, sale

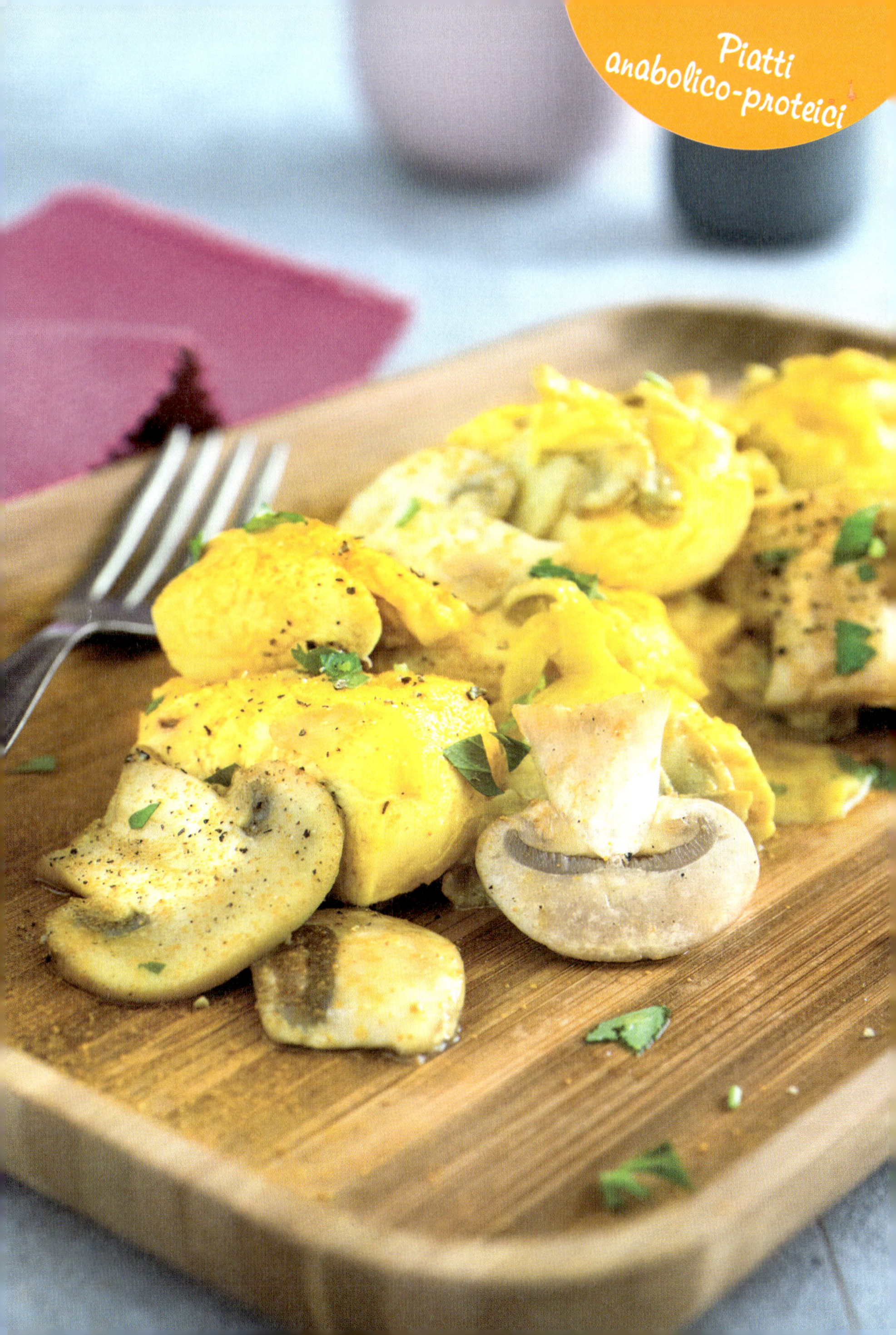

# Tagliata di vitello

1 In una casseruola capiente con l'olio far rosolare il vitello su tutti i lati. Pulire i cipollotti, tagliarli sottilmente a fettine e aggiungerli alla carne.

2 Condire con sale, pepe ed erbette a scelta tritate, coprire la casseruola con un coperchio e lasciar cuocere per circa 30 minuti.

3 A fine cottura, lasciar riposare la carne lontano dal fuoco ma con il coperchio per qualche minuto, prima di affettare la tagliata e servire.

ingredienti

480 g di carne di vitello, 2 cipollotti,
2 cucchiai di olio extravergine di oliva, sale, pepe,
erbette aromatiche a piacere

# Crocchette di soia e verdure

1 Mettere a bagno la soia la sera precedente. Trascorse almeno 12 ore, scolarla e poi cuocerla in pentola a pressione. Una volta cotta, scolare e sminuzzare la soia con la forchetta ricavandone una purea.

2 Sbucciare e lessare le carote e le patate per 25-30 minuti. Pulire e lavare abbondantemente gli spinaci e poi cuocerli in padella per qualche minuto, soffocandoli con il coperchio.

3 Tritare il prezzemolo e aggiungerlo alla purea di soia. Aggiungere le patate e le carote schiacciate con la forchetta, gli spinaci sminuzzati al coltello e l'olio. Amalgamare l'impasto, salare leggermente e aggiungere il pan grattato fino a ottenere una consistenza omogenea.

4 Formare delle crocchette e disporle in una teglia foderata con carta forno. Infornare in forno preriscaldato a 200 °C per circa 10 minuti, fino a quando la superficie non sarà dorata.

ingredienti

120 g di fagioli di soia, 120 g di carote, 200 g di patate, 120 g di spinaci, 20 g di pan grattato, una manciata di prezzemolo, 2 cucchiai di olio extravergine di oliva, sale

# Insalata fantasia alla robiola

1 Accendere il forno a 220 °C. Nel frattempo, lavare e asciugare i peperoni, metterli su una teglia rivestita di carta da forno e farli cuocere in forno per circa 30 minuti, girandoli un paio di volte finché tutti i lati sono anneriti, la buccia è gonfia e si spacca.

2 Quando la pelle appare uniformemente arrostita, sfornare e riporre i peperoni all'interno di un sacchetto di plastica trasparente per alimenti. Una volta raffreddati, staccare i piccioli che verranno via con il grosso dei semi attaccati. Poi spellare i peperoni e ridurli a falde. Nel frattempo, lavare le zucchine, eliminare le estremità e cuocerle al vapore per 15 minuti. Farle raffreddare e tagliarle a cubetti piuttosto grossi.

3 Lavare i pomodori, tagliarli a metà ed eliminare i semini interni. Mondare e lavare anche il cespo di indivia riccia e far asciugare le foglie su un canovaccio pulito. Riunire, in una ciotola capiente, i peperoni, le zucchine, le foglie di indivia, i pomodorini e le olive denocciolate. Condire con olio e sale e mescolare delicatamente. Infine, aggiungere la robiola e decorare con una spruzzata di aceto balsamico.

## ingredienti

400 g di robiola, 1 cespo di indivia riccia, 2 zucchine, 2 peperoni rossi, un grappolo di pomodori ciliegini, 20 olive nere denocciolate, 2 cucchiai di olio extravergine di oliva, aceto balsamico, sale

# Tofu agli spinaci

1 Mondare e lavare gli spinaci, metterli in una pentola con un pizzico di sale e scottarli con la sola acqua rimasta sulle foglie dall'ultimo lavaggio.

2 Quando saranno pronti, dopo circa 2-3 minuti, aggiungere il tofu tagliato a dadini, l'olio, una spolverata di origano e mescolare bene lasciando cuocere per altri 5 minuti.

*ingredienti*

400 g di tofu, 400 g di spinaci freschi,
2 cucchiai di olio extravergine di oliva, origano, sale

# Uova con purè di topinambur e spinaci

**1** Mondare e lavare gli spinaci, metterli in una pentola con un pizzico di sale e scottarli con la sola acqua rimasta sulle foglie dall'ultimo lavaggio. Quando saranno pronti, dopo circa 2-3 minuti, toglierli dal fuoco. Lavare e pelare i topinambur con un pela patate, poi affettarli sottilmente e farli cuocere in una padella antiaderente con 1 cucchiaio di olio, con il coperchio, per circa 15 minuti. Quando saranno morbidi, toglierli dal fuoco, metterli nel bicchiere del frullatore a immersione insieme agli spinaci e frullare il tutto fino a ottenere una purea.

**2** Mettere la purea in una pentola, unirvi 2 cucchiai di latte, profumare con una grattatina di noce moscata e lasciare insaporire per un paio di minuti, poi spegnere il fuoco. Nel frattempo, sgusciare su 2 piattini piccoli 2 uova. Porre sul fuoco una pentola con un bicchiere di acqua e un cucchiaino di aceto di vino bianco, salare leggermente e, appena prima che arrivi al bollore, farci scivolare le uova, uno alla volta. Cuocere per 3 minuti ed estrarre le uova con un mestolo forato, sgocciolandole bene. Ripetere l'operazione con le altre 2 uova. Disporre sul fondo di ciascun piatto il purè di spinaci e topinambur, trasferirvi sopra le uova e gustare ben caldo.

## ingredienti

700 g di spinaci freschi, 200 g di topinambur, 4 uova, 2 cucchiai di latte, 1 cucchiaino di aceto di vino bianco, 1 cucchiaio di olio extravergine di oliva, sale, noce moscata

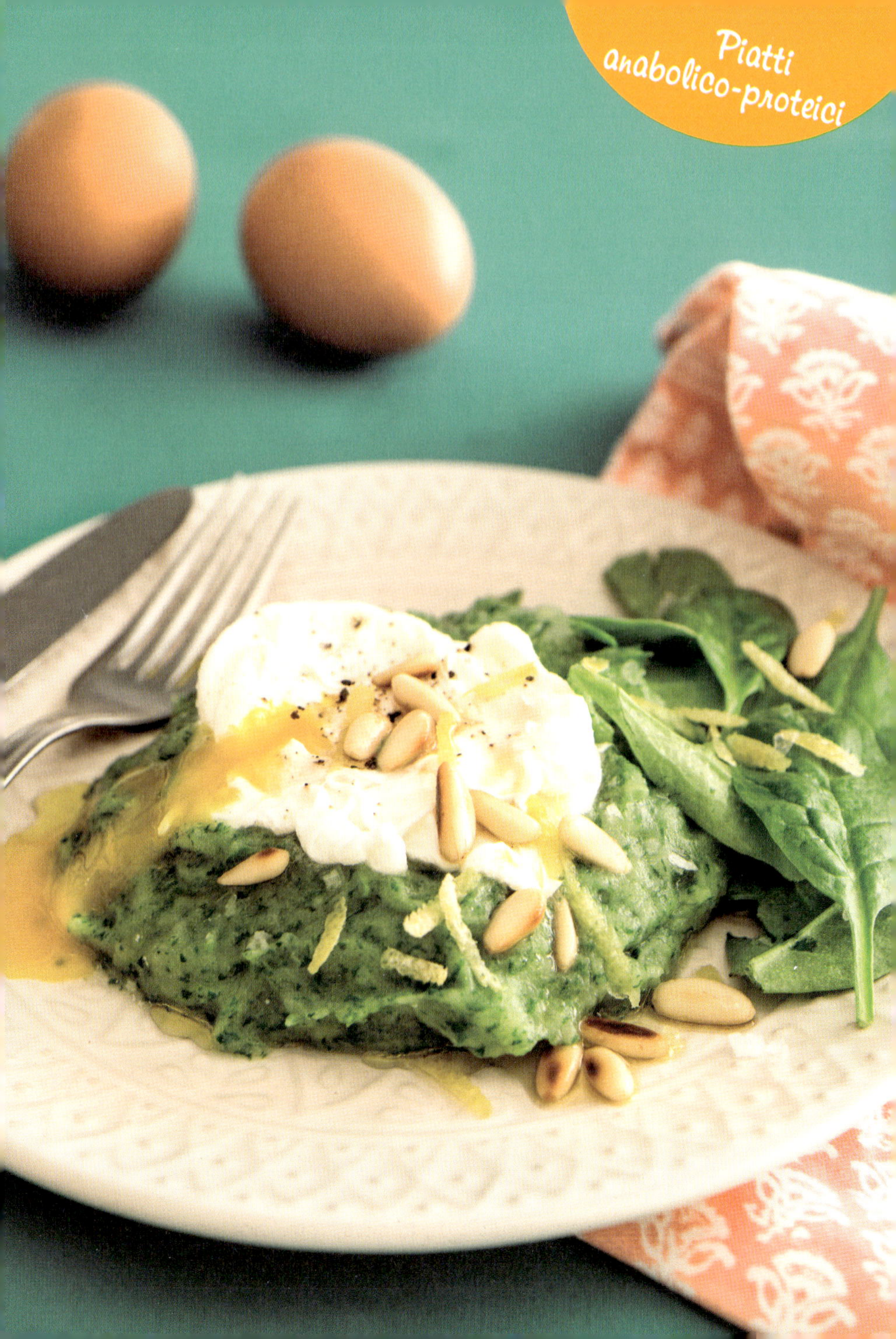

# Involtini di melanzane alla ricotta

1 Lavare e affettare piuttosto sottilmente le melanzane. Salarle con un po' di sale grosso e metterle in uno scolapasta per qualche minuto in modo da far perdere loro il gusto amaro. Sciacquarle accuratamente, asciugarle e grigliarle da entrambi i lati finché non saranno morbide.

2 In una terrina, amalgamare la ricotta con un trito di basilico, prezzemolo e maggiorana. Distribuire il composto sulle fettine di melanzane e arrotolarle.

3 Disporre gli involtini, uno accanto all'altro, in una pirofila, spennellandoli con 2 cucchiai di olio extravergine di oliva e aggiungendo un pizzico di pepe. Passare gli involtini in forno preriscaldato a 170 °C per 10 minuti circa.

*ingredienti*

**2 melanzane viola grandi, 350 g di ricotta, un mazzetto di basilico, un mazzetto di prezzemolo, qualche fogliolina di maggiorana, 2 cucchiai di olio extravergine di oliva, pepe, sale grosso**

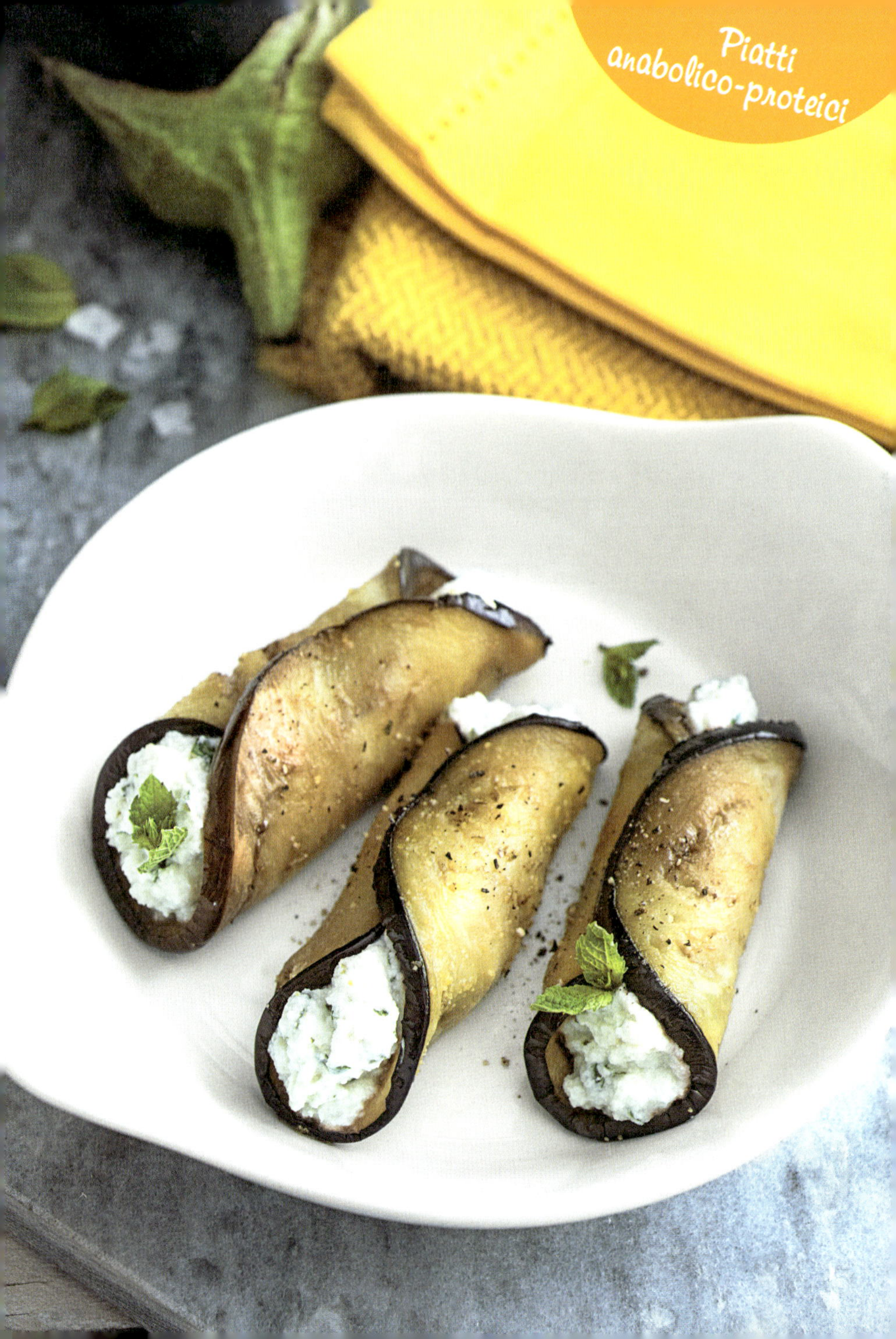

# Scaloppine di seitan ai 3 peperoni

1 In un tegame, far brasare la cipolla tritata finemente in un cucchiaio di acqua, poi aggiungere le patate a pezzetti, i pomodori privati dei semi e della buccia e tagliati grossolanamente, i peperoni a striscioline e, infine, prezzemolo e basilico tritati, sale, pepe e peperoncino. Cuocere per circa 15 minuti.

2 A questo punto unire il seitan tagliato a fettine e aggiustare di sale. Far rosolare con un filo di olio, poi irrorare con qualche cucchiaio di brodo vegetale. Travasare il tutto in una pirofila e infornare a 250 °C per pochi minuti, finché le scaloppine di seitan non sono dorate.

## ingredienti

125 g di bistecche di soia o spezzatino di soia, 1 peperone rosso, 1 peperone giallo, 1 peperone verde, 2 pomodori maturi, 1 cipolla, 2 patate, brodo vegetale, un mazzetto di prezzemolo, qualche foglia di basilico, olio extravergine di oliva, peperoncino, pepe, sale

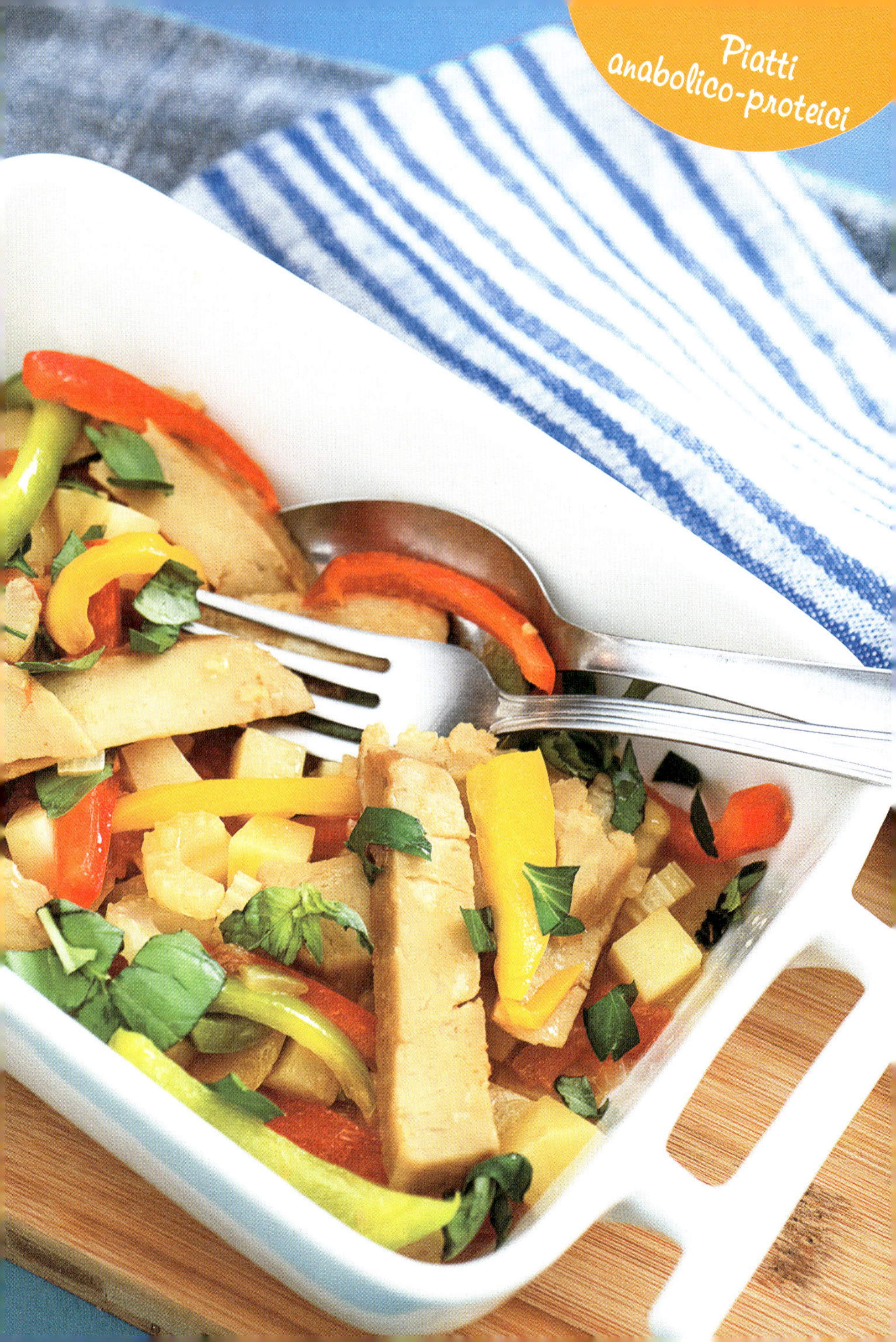

# Sformatini ricchi di fagiolini

1 Lavare con cura le patate. Prendere una pentola capiente, mettervi dentro le patate, con tutta la buccia, e versare acqua fredda fino a coprirle con due o tre dita di acqua. Salare leggermente e far cuocere su fiamma media per circa 20 minuti da quando l'acqua avrà raggiunto l'ebollizione. Verificare la cottura delle patate infilzandone una con una forchetta, che dovrà penetrare con facilità. Una volta cotte, sbucciarle e schiacciarle con lo schiacciapatate.

2 Lavare i fagiolini ed eliminare il picciolo. Farli cuocere in acqua bollente per 5-6 minuti. Immergerli in una ciotola con acqua e ghiaccio per farli raffreddare velocemente, poi scolarli con cura e tritarli grossolanamente con il coltello. Grattugiare finemente il parmigiano. Lavare e tritare la maggiorana. Sbucciare l'aglio e schiacciarlo con lo spremi aglio. Metterlo in una terrina insieme alle patate, i fagiolini, il parmigiano, la maggiorana e le uova. Aggiustare di sale e amalgamare il tutto.

3 Ungere leggermente 4 cocotte monoporzione e spolverarle di pangrattato. Suddividere il composto nelle cocotte e poi ricoprire con altro pangrattato. Aggiungere un po' di olio extravergine di oliva e infornare in forno statico già caldo a 180 °C per circa 30-40 minuti.

## ingredienti

200 g di fagiolini verdi, 2 patate medie a pasta gialla, 4 uova, 30 g di parmigiano, 3-4 rametti di maggiorana, uno spicchio d'aglio, pangrattato, olio extravergine di oliva, sale

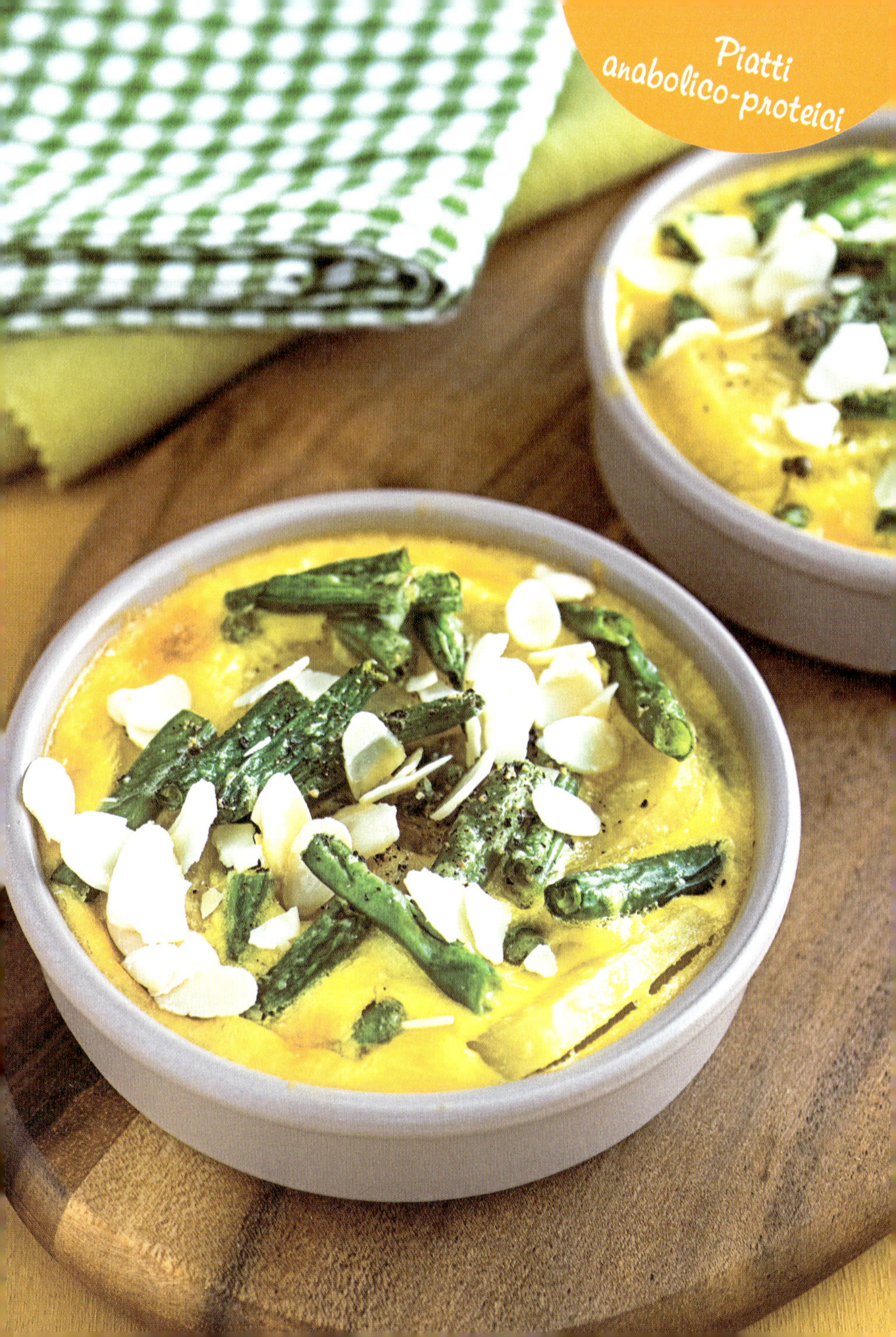

# Burger vegetali di zucchine e cannellini

1 Lavare le zucchine, privarle delle estremità e tagliarle a cubetti. Trasferirle in una ciotola e condire con un pizzico di sale e pepe. Con l'ausilio del mixer, ridurre le zucchine in crema.

2 Sciacquare i cannellini, aggiungerli alle zucchine e condire con un filo di olio. Incorporare la farina di mais e frullare, cercando di ridurre in crema anche i cannellini.

3 Aggiungere la fecola di patate e frullare ancora. Unire infine il pangrattato e mescolare energicamente fino ad amalgamare il tutto.

4 Stendere un foglio di carta forno in una teglia. Dividere il composto e, servendosi di un coppa pasta, conferire la tipica forma ai burger. Infornare la teglia a 200 °C per 10 minuti, poi servire decorando con qualche ciuffetto di aneto.

## ingredienti

300 g di fagioli cannellini in scatola, 350 g di zucchine, 60 g di pangrattato, 30 g di fecola di patate, 50 g di farina di mais precotta, olio extravergine di oliva, sale, pepe, aneto

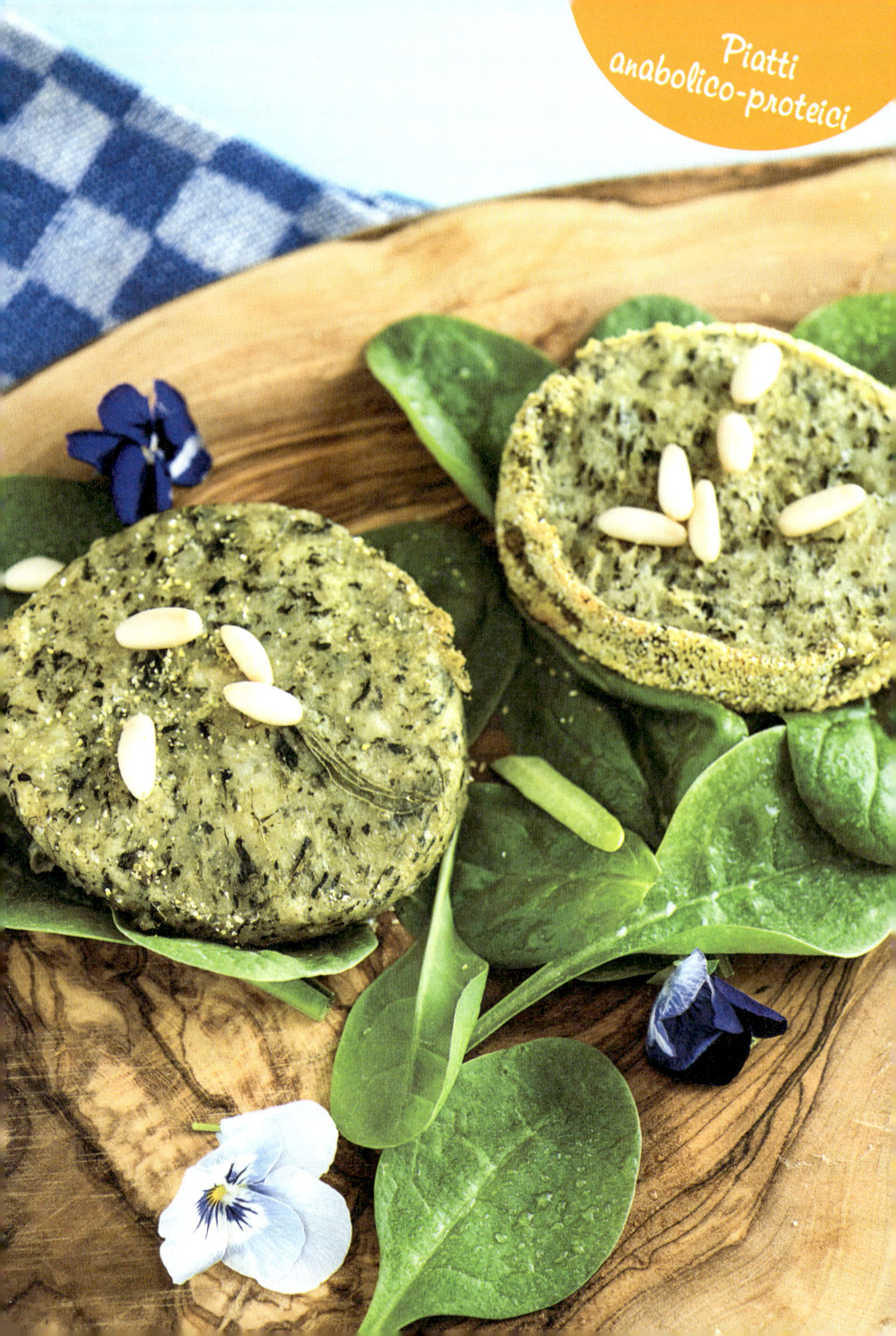
Piatti
anabolico-proteici

# "Parmigiana" mista al tofu

1 Lavare e tagliare a fette spesse le melanzane, poi tagliare a falde i peperoni, precedentemente lavati e privati dei semi. Far grigliare le melanzane su entrambi i lati, poi procedere allo stesso modo con i peperoni.

2 Accendere il forno a 200 °C, distribuire a strati le verdure in una teglia, inframezzando ogni strato con fettine di tofu e qualche cucchiaio di passata di pomodoro. Aggiungere in superficie un filo di olio, un pizzico di sale e pepe e infornare per circa 30 minuti.

ingredienti

2 melanzane, 150 g di passata di pomodoro, 2 peperoni gialli, 280 g di tofu, pepe, sale, 2 cucchiai di olio extravergine di oliva

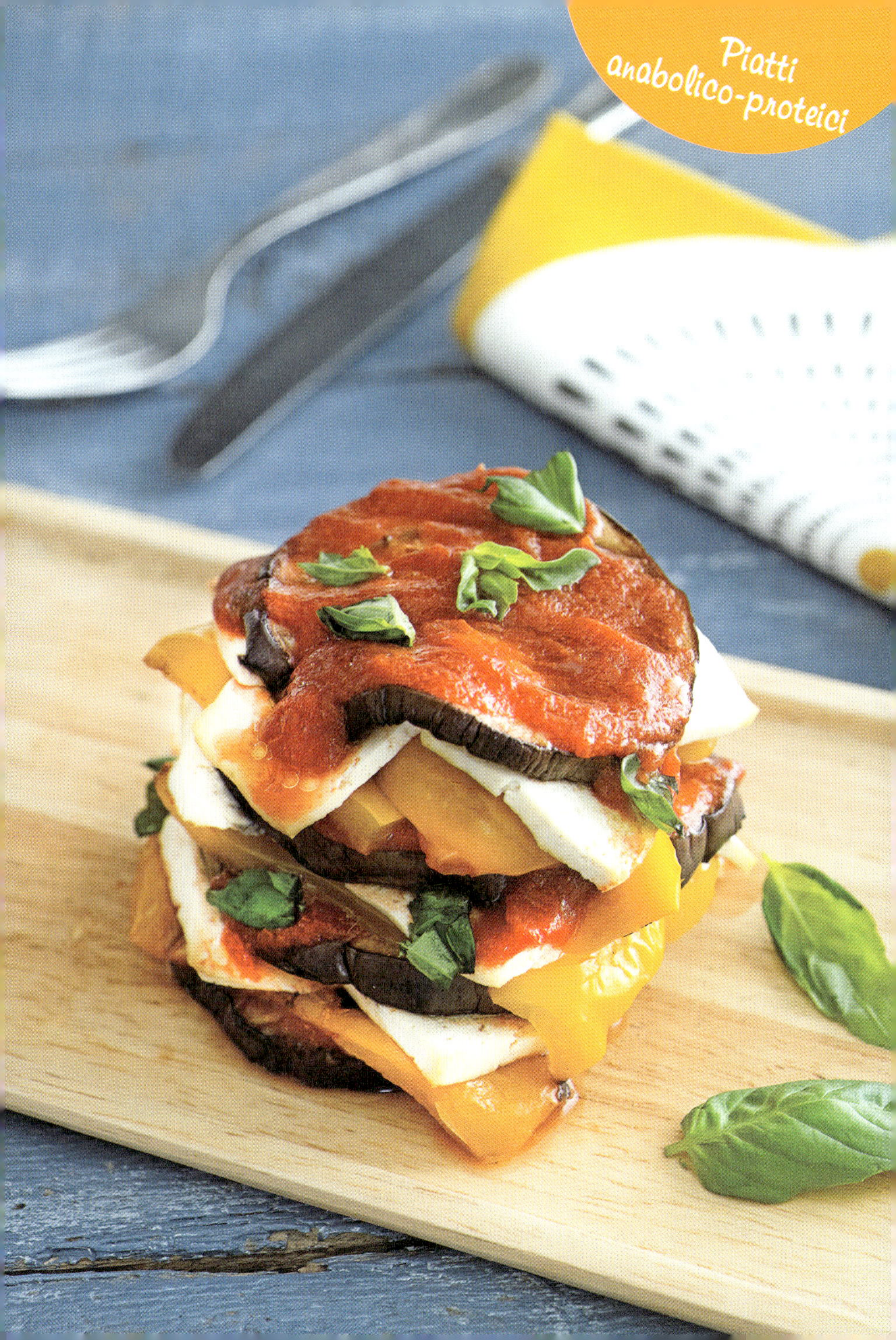

# Vellutata di zucchine e verdure caramellate

1 Lavare le zucchine ed eliminare la parte iniziale e quella finale. Se hanno i fiori, staccarli con cura e metterli da parte (si potranno usare per altre preparazioni o per decorare la vellutata stessa, dopo averli puliti e fatti saltare in un padellino). Tagliare le zucchine a cubetti piccoli. Sbucciare le cipolle e affettarle grossolanamente con il coltello.

2 Versare 2 cucchiai di olio extravergine di oliva in una padella antiaderente. Aggiungere una delle due cipolle affettate e le zucchine e mettere su fiamma bassa. Lasciar appassire, poi salare leggermente e far cuocere per 20 minuti. Quando le zucchine diventano morbide, frullarle accuratamente con il frullatore a immersione fino a creare un composto omogeneo. Unire il basilico e lo spicchio d'aglio sbucciato e frullare ancora.

3 Nel frattempo, sbucciare le carote e ricavarne striscioline sottili con il pela patate. Far saltare in padella le carote insieme all'altra cipolla tritata, con un filo di olio e un pizzico di sale per qualche minuto. Quando le verdure sono caramellate, ma ancora croccanti, togliere dal fuoco e lasciare da parte. Versare la vellutata nei piatti e guarnire con le verdure caramellate, aggiungendo alla fine anche una manciata di germogli freschi e di semi misti.

## ingredienti

**8 zucchine grandi, 2 cipolle dorate, 3 carote grandi, 1 spicchio di aglio, una manciata di germogli a piacere, 2 cucchiai di semi misti a piacere (di zucca, girasole, sesamo), basilico, olio extravergine di oliva, sale**

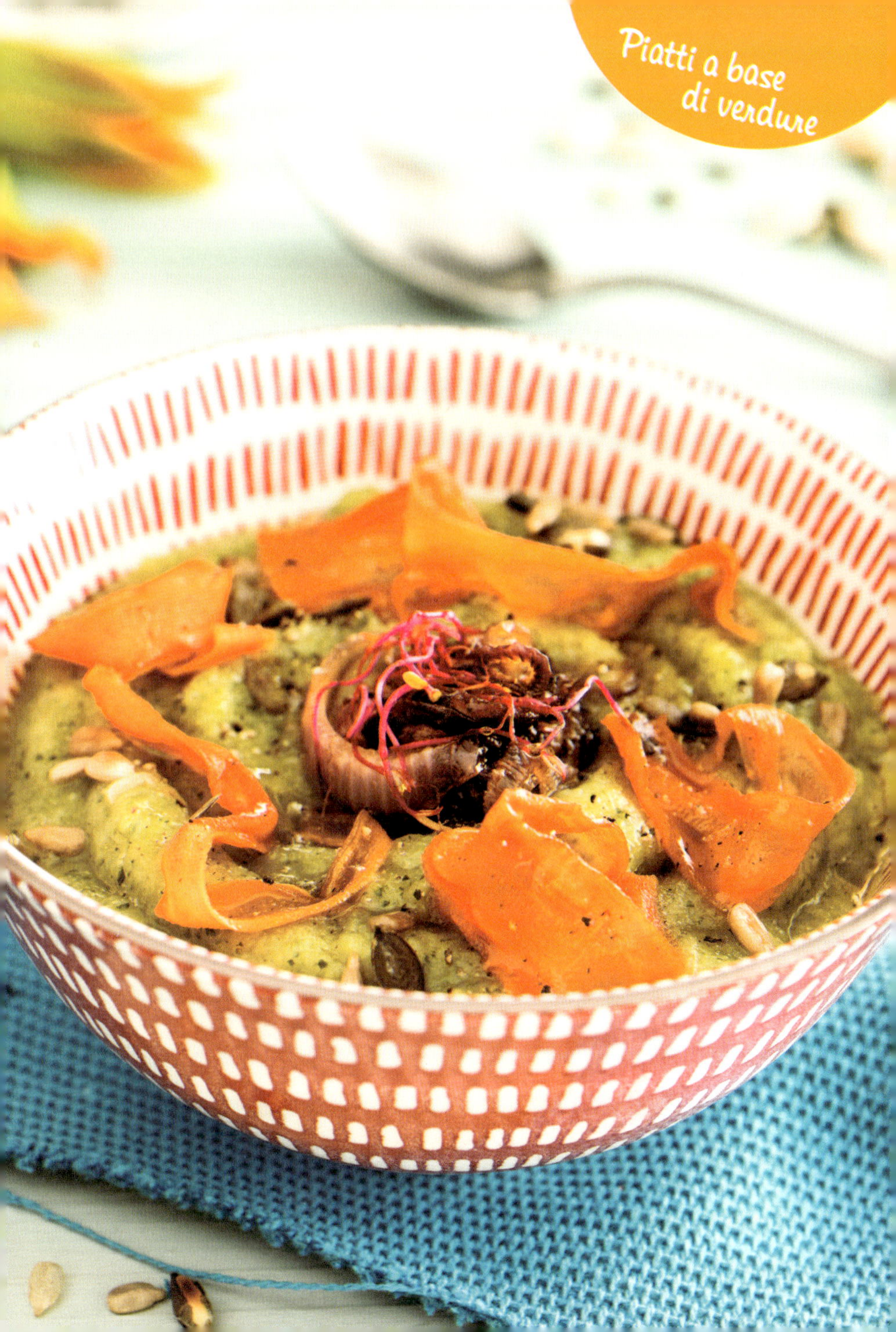

# Crema di carote e finocchi

1 Lavare, sbucciare e tagliare le carote a rondelle. Lavare e mondare i finocchi, eliminando la parte verde e lo strato esterno più duro, poi tagliarli a fettine sottili. Sbucciare e affettare lo scalogno, quindi farlo appassire in una casseruola con l'olio per circa 7 minuti, mescolando spesso. Aggiungere qualche foglia di salvia, già lavata e asciugata, per aromatizzare l'olio, poi toglierla.

2 Unire le carote e i finocchi, lasciarli insaporire per 5 minuti, salare, alzare leggermente la fiamma, bagnare con il brodo e portare il tutto a ebollizione. Far cuocere a fuoco dolce per circa 15 minuti, fino a quando le carote saranno tenere.

3 Frullare il composto con un frullatore a immersione, in modo da ottenere una crema liscia e senza grumi. Servire la crema ben calda con una manciata di pinoli tostati al momento per guarnire.

ingredienti

6 carote, 2 finocchi, 1 scalogno, 4 bicchieri di brodo vegetale, 2 cucchiai di pinoli, qualche foglia di salvia, 2 cucchiai di olio extravergine di oliva, sale

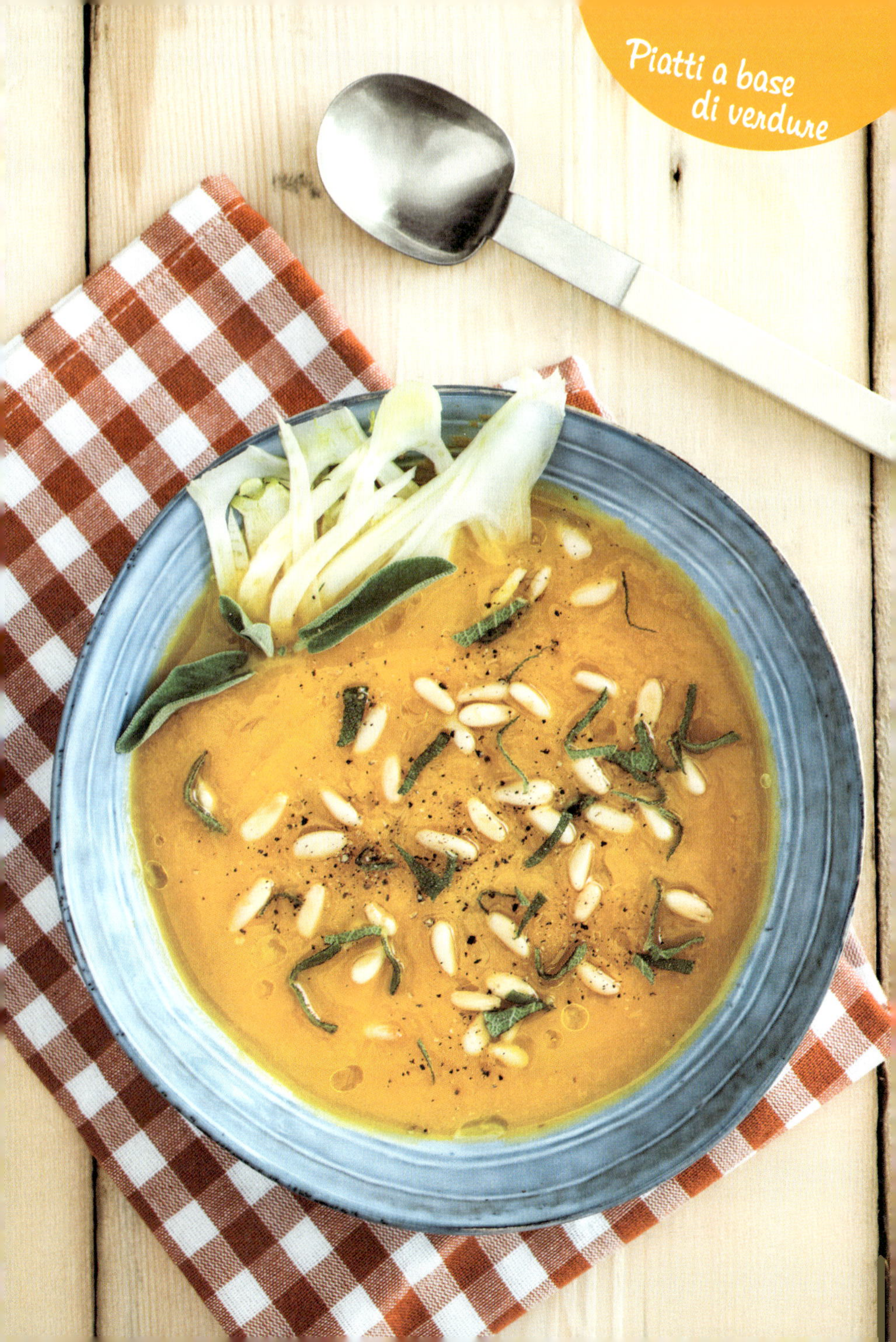

# Crema di melanzane con crostini

1 Sciacquare le melanzane, eliminare le estremità e la buccia. Tagliare la polpa a dadini, sistemarli su una placca con carta da forno, salare e aggiungere un cucchiaio di olio. Infornare in forno preriscaldato a 180 °C per circa 30 minuti, mescolando di tanto in tanto.

2 Una volta cotte, frullare le melanzane nel mixer, incorporando il latte precedentemente riscaldato in un pentolino. Tritare aglio e maggiorana e unirne una manciatina al composto.

3 Spennellare con l'olio rimanente le fette di pane e tagliarle in pezzetti da tostare. Servire la crema con i crostini e una spolverata di peperoncino a piacere.

ingredienti

1,5 kg di melanzane, 180 ml di latte parzialmente scremato, 120 g di pane integrale a fette, 2 cucchiai di olio extravergine d'oliva, ½ spicchio di aglio, un mazzetto di maggiorana, peperoncino in polvere, sale

# Cipolle gratinate

1 Sbucciare le cipolle, tagliarle a metà nel senso della larghezza e adagiarle in una casseruola da forno. Ricoprirle di acqua fredda e aggiungere un pizzico di sale. Porre la casseruola sulla fiamma e cuocere per 15 minuti. Spolverare con un po' di pepe e aggiungere un cucchiaio di olio.

2 Nel frattempo, lavare e tritare finemente il prezzemolo. Versare il pangrattato in una ciotola, incorporarvi il trito di prezzemolo, salare e pepare. Insaporire con l'aglio, ammorbidire con un cucchiaio di olio e amalgamare.

3 Cospargere con questa panure le cipolle che, nel frattempo, si saranno ammorbidite in padella. Infornare la casseruola in forno preriscaldato a 200 °C per 15-20 minuti e lasciar cuocere fino a che le cipolle non saranno ben dorate in superficie.

ingredienti

4 cipolle bianche, 100 g di pangrattato,
2 cucchiai di olio extravergine di oliva, aglio in polvere,
un mazzetto di prezzemolo, sale, pepe

# Gratin di cavolfiori e broccoli

1 Accendere il forno a 200 °C. Intanto, mettere a bollire 2 litri d'acqua con un cucchiaio di sale grosso. Pulire e lavare il cavolfiore e i broccoli, dividere tutto in cimette e mettere nell'acqua già in ebollizione. Quindi far lessare le verdure per 15 minuti circa.

2 Nel frattempo, preparare la besciamella vegetale, mettendo la farina in una casseruola su fiamma bassa e unendo pian piano il latte di soia mescolando continuamente per evitare che si formino grumi. Salare e lasciar cuocere a fuoco lento finché la besciamella si sarà addensata; togliere dal fuoco e unire un pizzico di noce moscata.

3 Quando cavolfiori e broccoli sono cotti, scolarli bene e adagiarli in una pirofila dai bordi alti; versarvi sopra la besciamella vegetale e passare in forno a gratinare per circa 20 minuti, finché si sarà formata una crosticina dorata.

*ingredienti*

**400 g di cavolfiore, 400 g di teste di broccoli (o di broccolo romano), 400 g di bevanda vegetale al gusto di soia, 30 g di farina, 1 cucchiaio di sale grosso, noce moscata, sale**

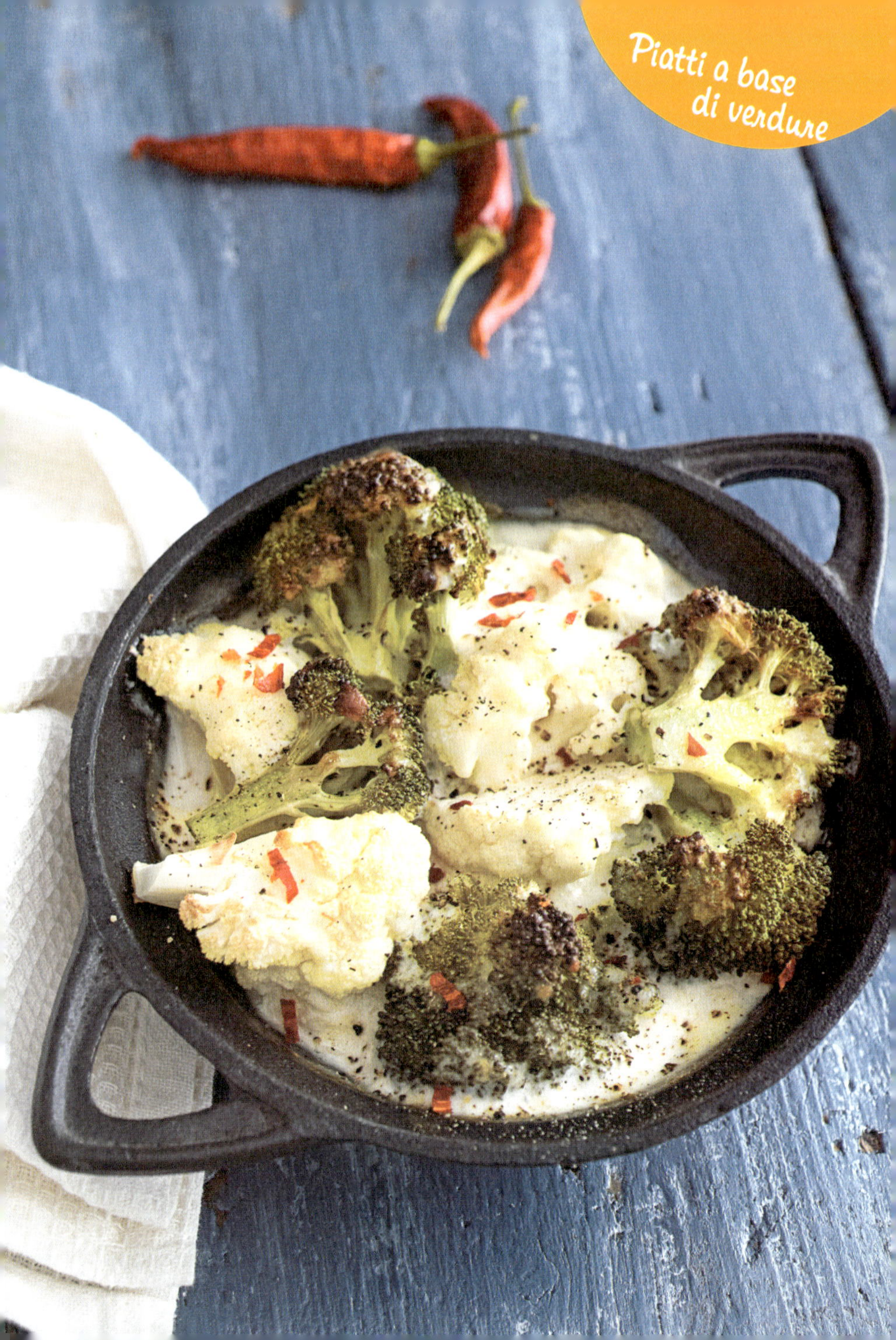

# Cuori di carciofo alla menta

1 Pulire i carciofi eliminando le foglie esterne e mantenendo solo il cuore e 3 cm di gambo. Tuffarli interi in una ciotola piena di acqua fredda acidulata con il succo di un limone e lasciarli immersi per qualche minuto prima di scolarli.

2 Far imbiondire l'aglio in una casseruola con l'olio, unire i carciofi e lasciarli rosolare per 5 minuti, mescolando spesso con un cucchiaio di legno. Sfumare con il vino bianco, il succo e la scorza grattugiata del limone rimasto, regolare di sale e pepe, abbassare la fiamma e cuocere per altri 10 minuti, finché il liquido non sarà quasi evaporato.

3 Pochi minuti prima di spegnere il fuoco, profumare i carciofi con abbondante menta tritata.

ingredienti

8 carciofi, 2 spicchi di aglio, 2 limoni, 1 bicchiere di vino bianco, un mazzetto di menta, 3 cucchiai di olio extravergine di oliva, sale, pepe

# Mousse di fagiolini e cannellini alla curcuma

1 Mondare i fagiolini, eliminando il picciolo e l'estremità con il filo. Lavarli sotto l'acqua corrente e cuocerli al vapore per circa 10 minuti. Prima di toglierli dalla fiamma, regolare di sale. Attendere che si raffreddino, poi disporli sul banco di lavoro e tagliarli a pezzetti lunghi un paio di centimetri.

2 Mettere il prezzemolo nel trita spezie, macinarlo finemente e lasciarlo da parte. Sciacquare i fagioli cannellini sotto l'acqua corrente, trasferirli in una ciotola e aggiungere i fagiolini a pezzetti. Unire l'olio, aggiustare di sale e pepe, aggiungere il prezzemolo e la curcuma e frullare il tutto con il mixer a immersione fino a ottenere una mousse.

3 Grattugiare un po' di scorza di limone sul composto frullato e, poi, versarci anche il succo spremuto dello stesso limone. La mousse si può spalmare su crostini di pane tostati o può essere usata in accompagnamento a verdure grigliate.

## ingredienti

450 g di fagioli cannellini già cotti, 350 g di fagiolini, 1 limone, 1 cucchiaio di curcuma, un ciuffo di prezzemolo, 1 cucchiaio di olio extravergine di oliva, sale, pepe

# Insalata di tofu e champignon

1 Tagliare i funghi a lamelle sottili e il tofu a dadini; metterli in una ciotola e unirvi i frutti di bosco lavati e asciugati, il prezzemolo e il cipollotto tritati finemente, infine condire con l'olio, il sale e il succo di limone.

2 Disporre in una terrina le foglie di lattuga, lavate e asciugate, in modo da ricoprirne il fondo e i bordi. Versare al centro l'insalata di funghi e tofu e servire.

### ingredienti

150 g di champignon bianchi o bruni puliti e lavati, 125 g di tofu, 70 g di frutti di bosco freschi (lamponi, mirtilli, more), 1 cespo piccolo di lattuga, 1 cipollotto rosso, 1 mazzetto di prezzemolo, il succo di ½ limone, 2 cucchiai di olio extravergine di oliva, sale

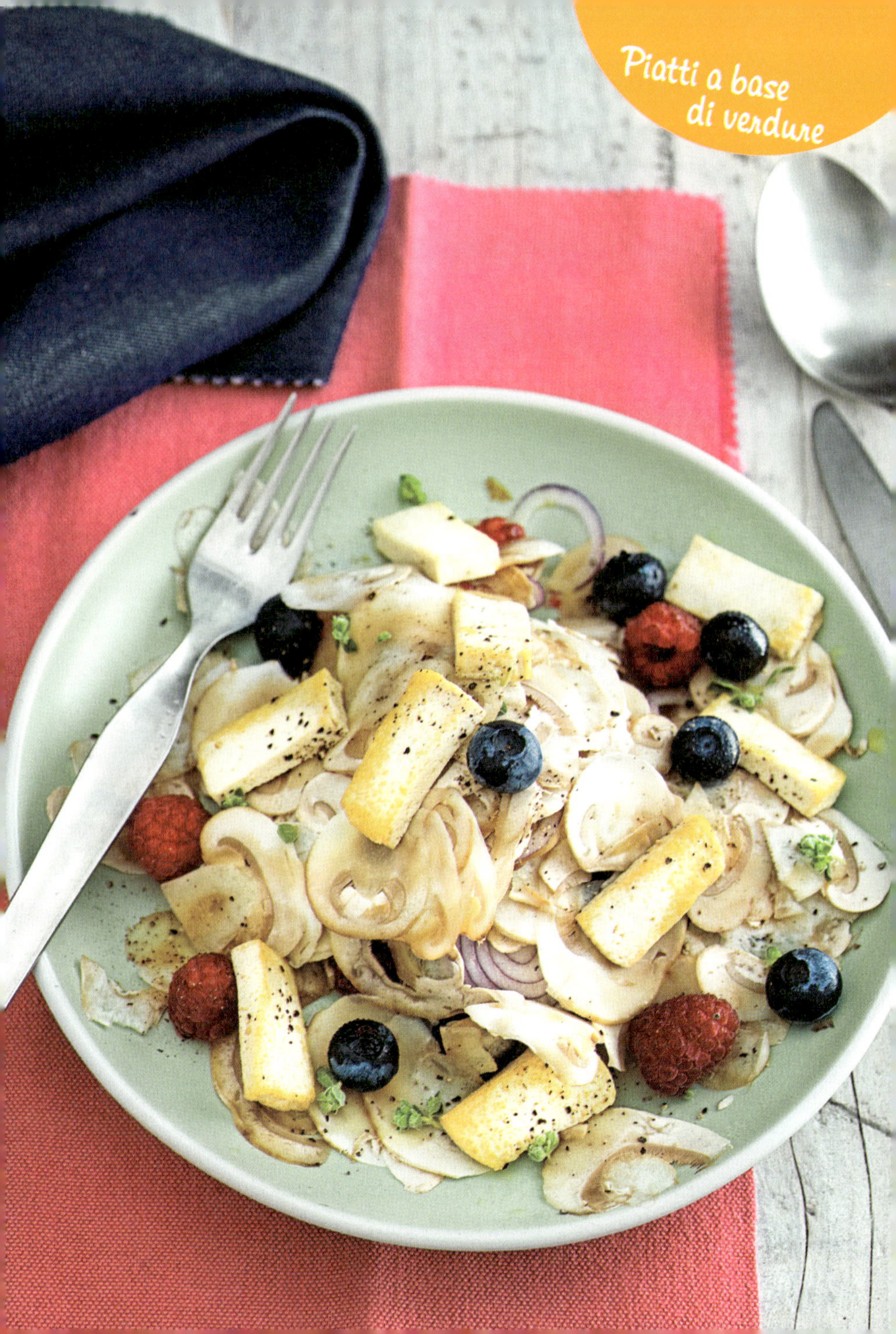

# Tortino di zucchine

1 Pulire, lavare e scottare per 10 minuti in acqua bollente salata le carote, precedentemente sbucciate, e le zucchine. Nel frattempo, sbucciare e lessare le patate per circa 20 minuti; una volta scolate, metterle in una ciotola insieme a zucchine e carote, e tritare tutto grossolanamente con il coltello.

2 A questo punto, aggiungere, un ingrediente per volta, le uova sbattute, il pan grattato, l'olio, il basilico e la cipolla tritati. Amalgamare il tutto, aggiungere un pizzico di sale e di pepe, e versare in una teglia con il fondo ricoperto di carta forno.

3 Cuocere in forno preriscaldato a 150 °C finché la superficie del tortino non sarà dorata.

ingredienti

400 g di zucchine, 400 g di patate, 2 uova, 200 g di carote,
1 cipolla rossa, 1 mazzetto di basilico,
2 cucchiai di olio extravergine di oliva, 2 cucchiai di pan grattato,
sale, pepe

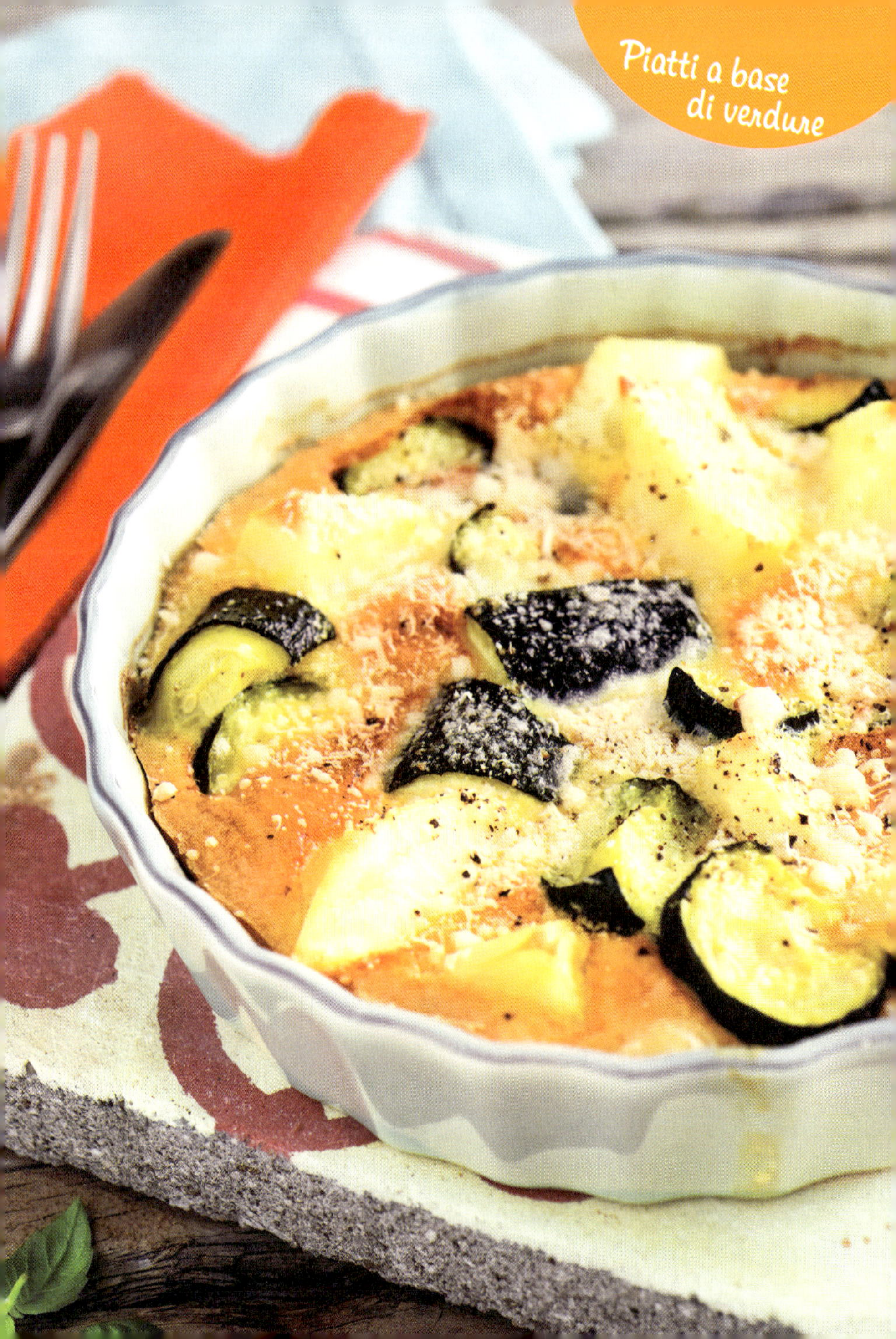

# Crema budwig con frutti di stagione

1 Mettere lo yogurt magro (o il budino di soia) e l'olio di lino in una ciotola e sbattere con una forchetta fino a ottenere un impasto cremoso. Aggiungere poi il succo del limone e mescolare bene. Separatamente, in un macina caffè elettrico macinare (polverizzare) il cereale integrale scelto, e aggiungere negli ultimi giri anche i semi oleosi.

2 Unire tutto il macinato al composto di yogurt precedentemente preparato e mescolare delicatamente. Schiacciare bene con una forchetta la banana finché non diventa pastosa e poi aggiungerla a tutti gli altri ingredienti nella ciotola. Mescolare tutto e aggiungere i frutti di bosco.

ingredienti per 1 persona

1 vasetto di yogurt magro o di soia, ½ limone,
2 cucchiai di cereali integrali crudi appena macinati a scelta
(riso integrale, avena, farro, miglio, kamut, orzo mondo, grano saraceno,
quinoa o amaranto), 2 cucchiaini di olio di lino spremuto a freddo,
2 cucchiaini di semi oleosi appena macinati a scelta
(mandorle, noci, nocciole, sesamo, lino o zucca), 1 banana matura,
1 cucchiaio di frutti di bosco misti

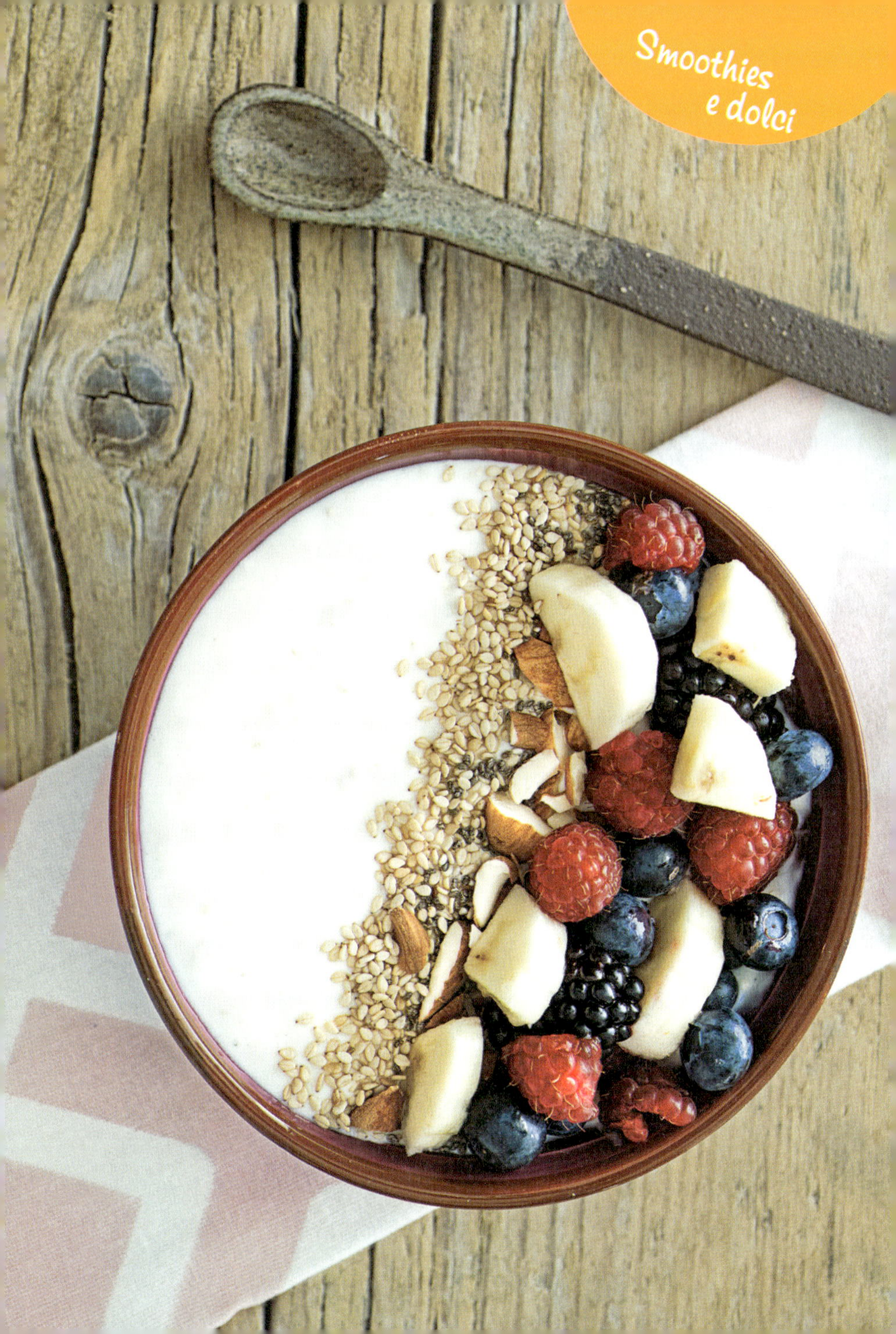

# Smoothie frutti di bosco e semi di Chia

1 Lavare i frutti di bosco e tenerne da parte una manciata per guarnire. Frullare i restanti frutti di bosco insieme al latte di mandorla e alla banana fino a ottenere un composto omogeneo. A questo punto aggiungere i semi di Chia e mescolare bene per far addensare il tutto.

2 Servire lo smoothie ottenuto guarnendolo con i frutti di bosco interi tenuti da parte e qualche fogliolina di menta.

ingredienti

250 g di frutti di bosco, 1 banana, 4 bicchieri di latte di mandorla, 4 cucchiaini di semi di Chia, qualche fogliolina di menta

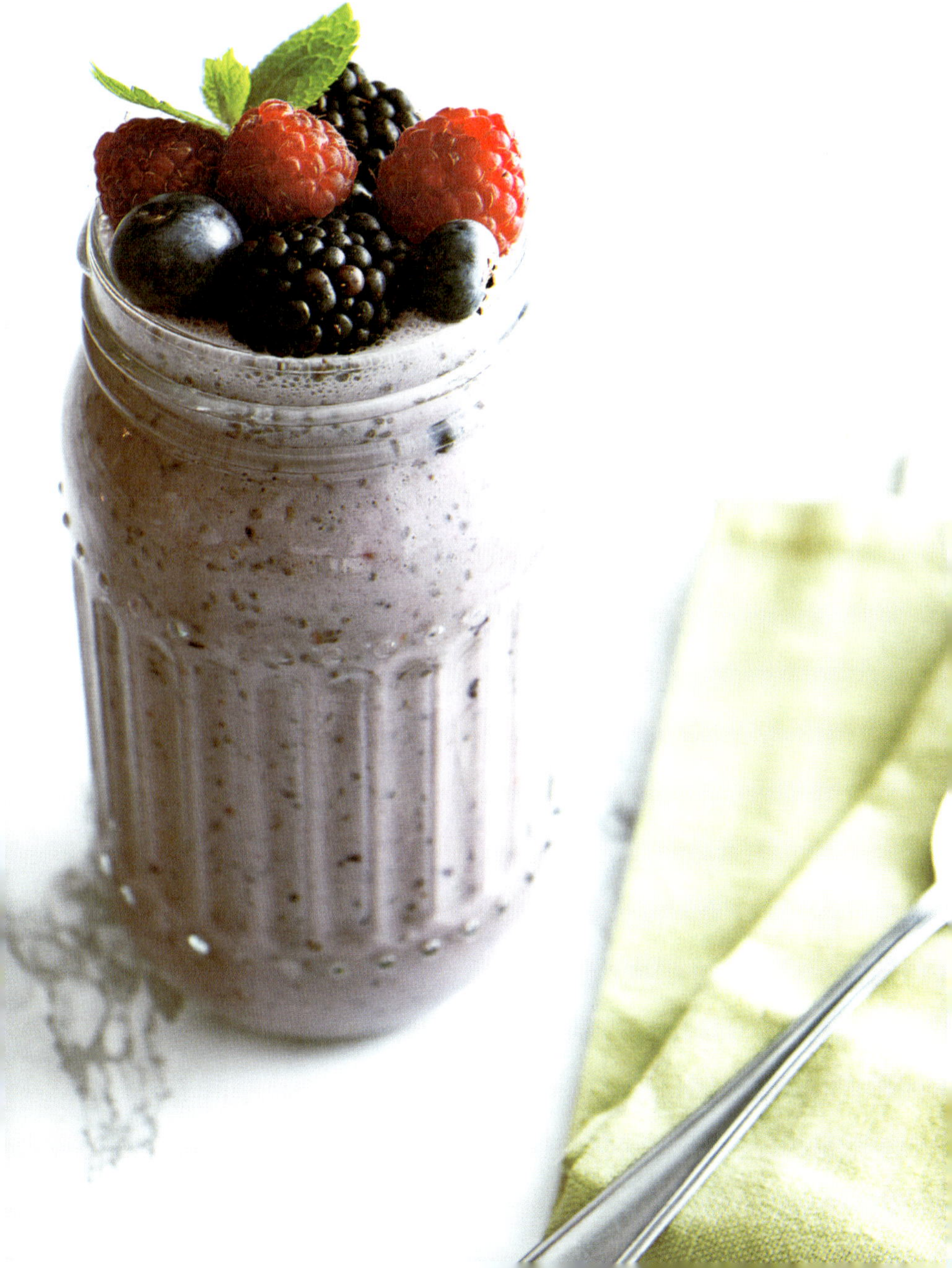

# Smoothie mango carota e arancia

1 Pelare il mango, staccare la polpa dal nocciolo e tagliarla a pezzetti grossolani. Lavare e sbucciare le carote e tagliarle a rondelle. Sbucciare le arance e spremerle per estrarre il succo.

2 Unire in una centrifuga il succo d'arancia, le carote e il mango a pezzetti e frullare. Aggiungere infine un pizzico di curcuma.

## ingredienti

2 arance, 1 mango grande (350 g), 2 carote, un pizzico di curcuma

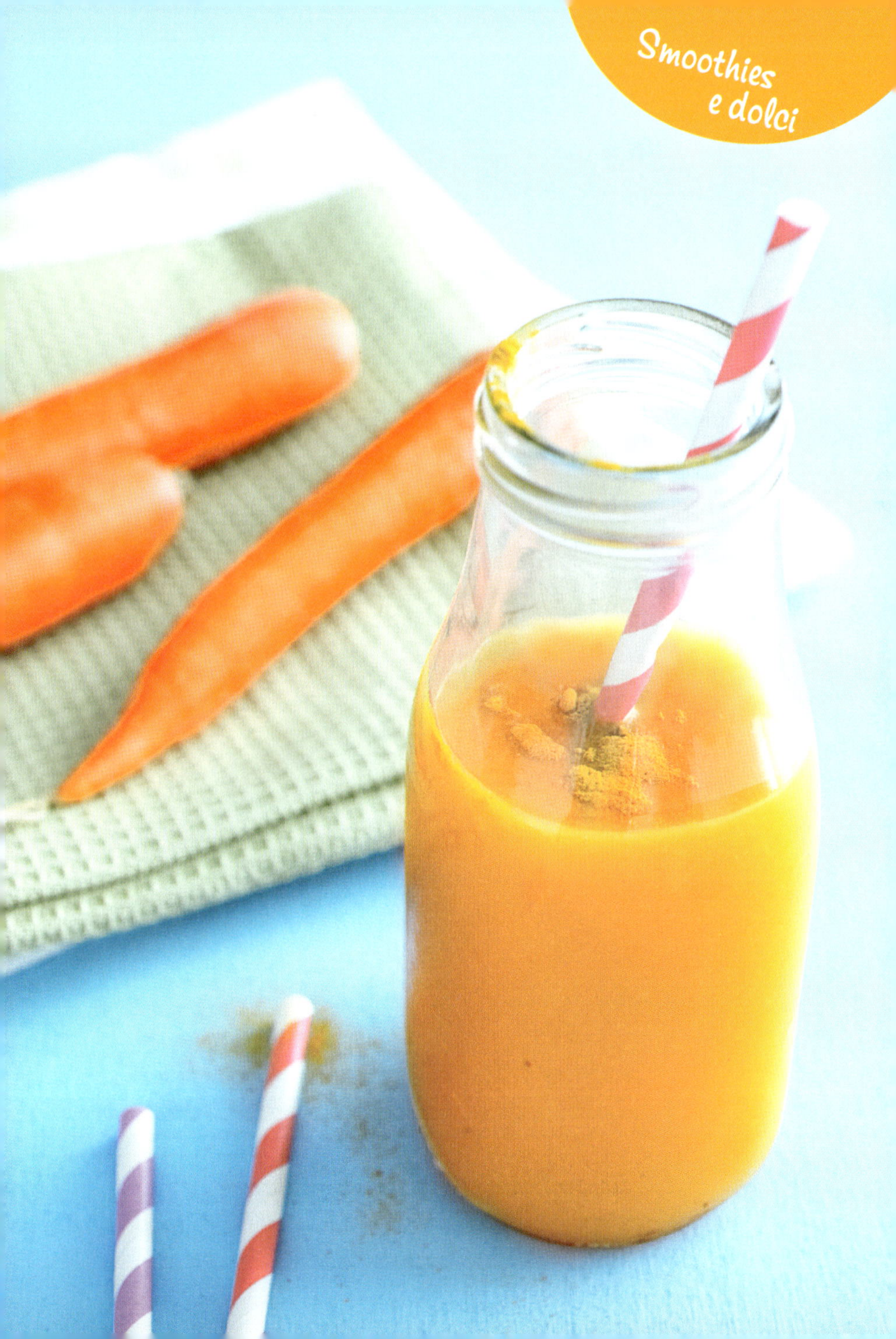

# Smoothie asparagi mela verde e menta

1 Pulire gli asparagi e ricavare le punte, conservando i gambi fibrosi per altre preparazioni che prevedano la cottura. Eliminare i torsoli delle mele, poi tagliarle a fettine lasciando la buccia.

2 Sbucciare il pompelmo e tagliarlo a cubetti. Inserire nel frullatore prima il pompelmo, frullare e poi aggiungere le mele e le punte di asparago. Versare nei bicchieri e aromatizzare con foglioline di menta.

ingredienti

10 asparagi, 2 mele verdi, 1 pompelmo, qualche foglia di menta

# Crema di frutta mista

1 Sbucciare la frutta, tagliarla a fettine e metterla in una pentola. Aggiungere il miele, un pizzico di cannella e la scorza di arancia. Ricoprire con acqua e cuocere per circa 30 minuti, finché l'acqua non si sarà assorbita.

2 Lasciare intiepidire la frutta e frullarla. A seconda della stagione, la crema si può preparare anche con frutta diversa (come per esempio melone, fragole, ciliege).

*ingredienti*

4 mele renette, 5-6 pere ben mature, la scorza di 1 arancia, 1 cucchiaio di miele, cannella in polvere

# Torta di mandorle

1 Sbollentare le mandorle, pelarle, asciugarle e poi tritarle molto finemente nel mixer.

2 Rompere le uova e separare i tuorli dagli albumi. In una ciotola lavorare i tuorli con lo zucchero, poi unirvi le mandorle tritate e la scorza di limone grattugiata. In un altro recipiente, montare gli albumi e infine gli albumi a neve ferma, poi incorporarli al composto di tuorli e mandorle.

3 Amalgamare bene il tutto e versare il composto in una tortiera leggermente unta e infarinata. Far cuocere in forno preriscaldato a 160 °C per circa 30 minuti, sfornare la torta di mandorle e, dopo averla fatta raffreddare, tirarla fuori dalla tortiera e cospargerla con un po' di zucchero a velo.

ingredienti

400 g di mandorle non pelate, 250 g di zucchero di canna, 4 uova, 2 limoni biologici, zucchero a velo

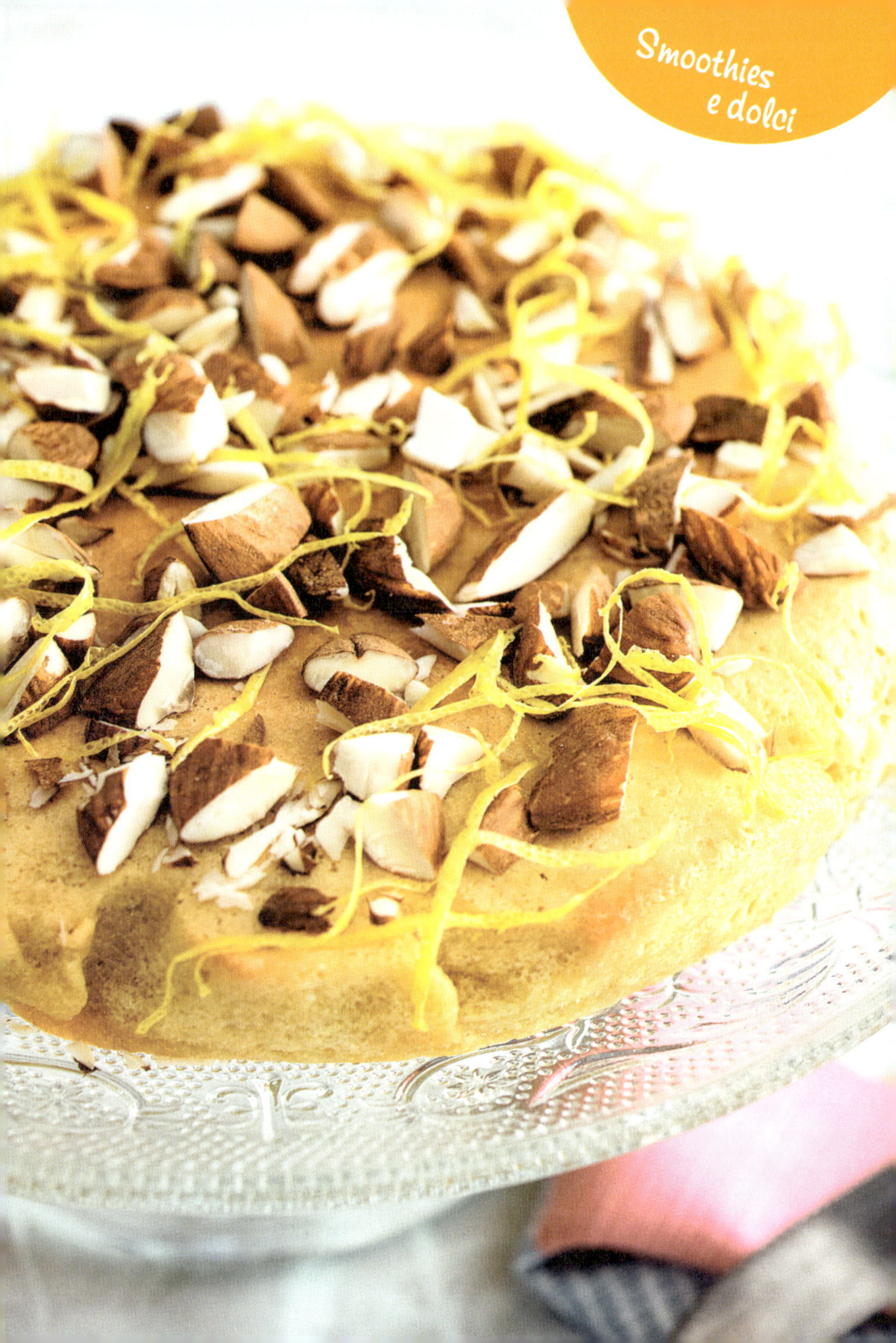

# Crostata di mele

## con farina di soia

1 Versare l'olio e lo zucchero in una ciotola e mescolare. Aggiungere le farine precedentemente setacciate e mescolate. Lavorare velocemente con le mani, formare una palla e mettere in frigorifero per un'ora.

2 Trascorso questo tempo, stendere la pasta con un matterello e adagiare in una teglia foderata con carta da forno. Lavare e sbucciare le mele, e tagliarle a fettine.

3 Disporre sul fondo della pasta uno strato di marmellata e sopra le fettine di mela. Cospargere con l'uvetta e infornare in forno preriscaldato a 180 °C per 40 minuti circa.

### ingredienti

200 g di farina integrale, 100 g di farina di soia, 100 g di zucchero integrale, 40 g di olio extravergine di oliva, 2 mele, 2 cucchiai di marmellata a piacere, 1 cucchiaino di uvetta

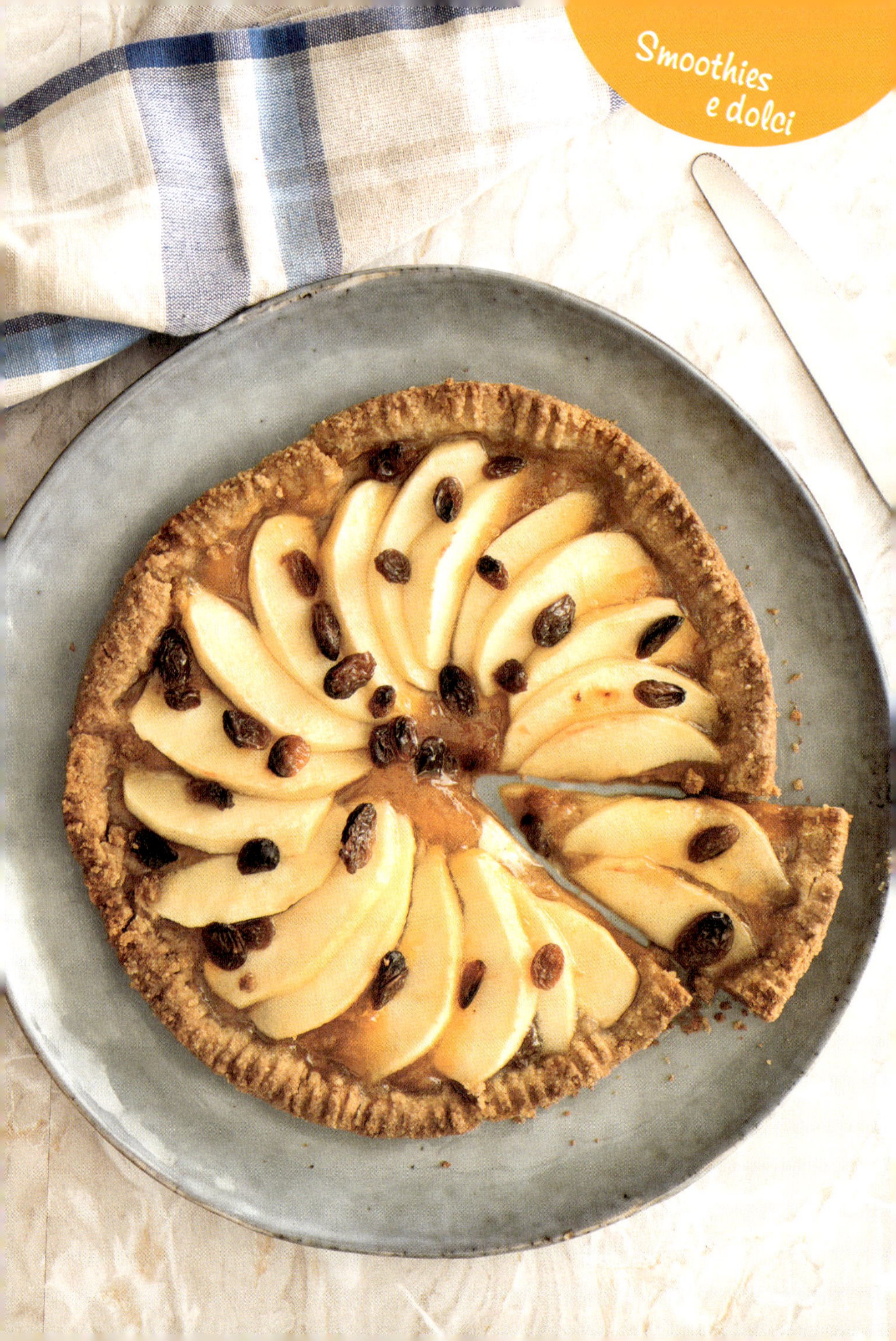

# Indice alfabetico delle ricette

# Referenze iconografiche

Tutte le foto appartengono a Archivio Giunti/Laura Chiarotto, a eccezione di:

© Shutterstock: p. 69, 85.

Stock.adobe.com: ©pon301229 p. 71.

Illustrazioni di Elisabetta Stoinich

La fotografa Laura Chiarotto ringrazia Claudia Concas e Cecilia Todeschini per il foodstyling delle ricette fotografate.

Foto in bandella: cortesia dell'autore.